백세 시대 뇌건강을 위한 전통 민화 컬러링북

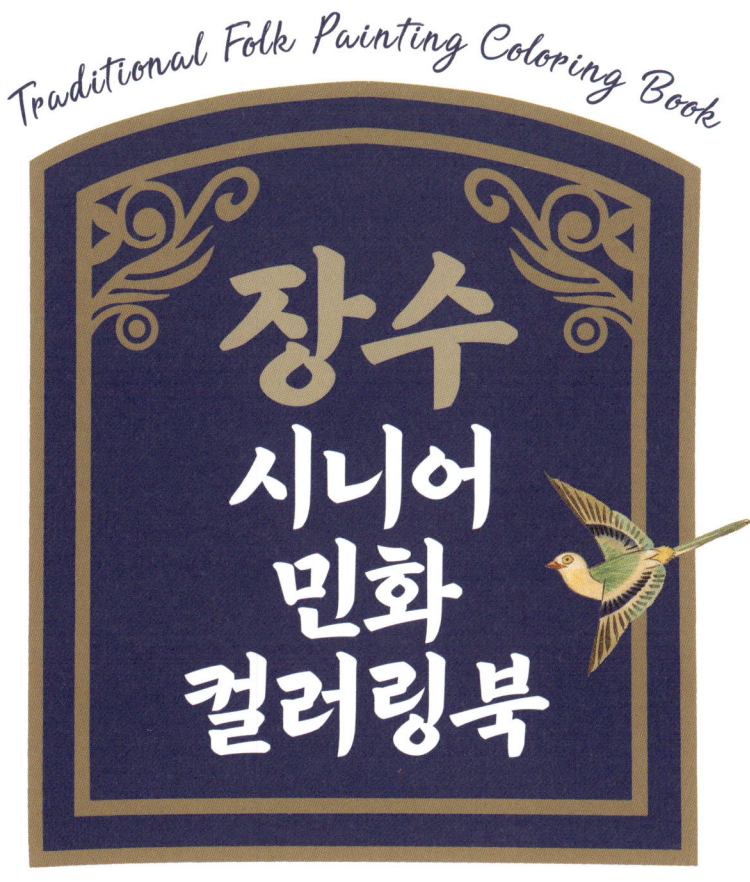

장수 시니어 민화 컬러링북

그림 양명진

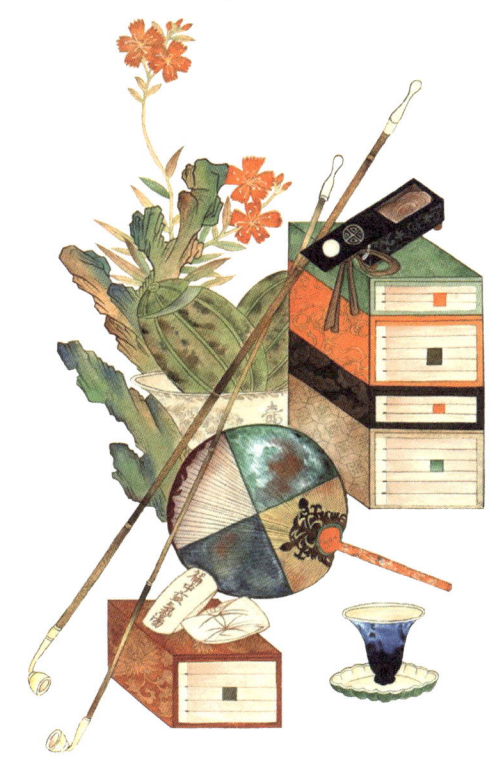

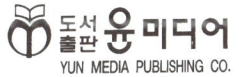

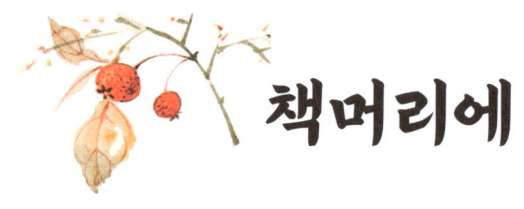
책머리에

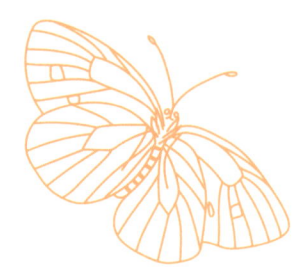

민화는 우리민족의 그림입니다. 다채로운 색채가 주는 화려한 아름다움과 보면서 즐거움과 행복을 느끼며 다산, 장수, 출세 더 나아가 나라의 안녕과 번영까지 기원하는 우리 민족의 그림이라서 많은 분들이 좋아하시는 게아닐까 생각 해봅니다.

초보자들도 쉽게 따라 그릴 수 있으며, 그림이 화사하고 정갈해 모든 연령대에서 환영받고 있는 것이 민화입니다. 100세 시대 노후의 삶을 더 행복하고 활기차게 보내고자 하는 분들이 이런 그림을 그릴 수 있다면 더없이 기쁜일이 아닐 수 없지요.

민화는 집중력을 높이고 인지능력을 향상시켜 치매 예방을 돕는 것으로 알려져 있습니다.

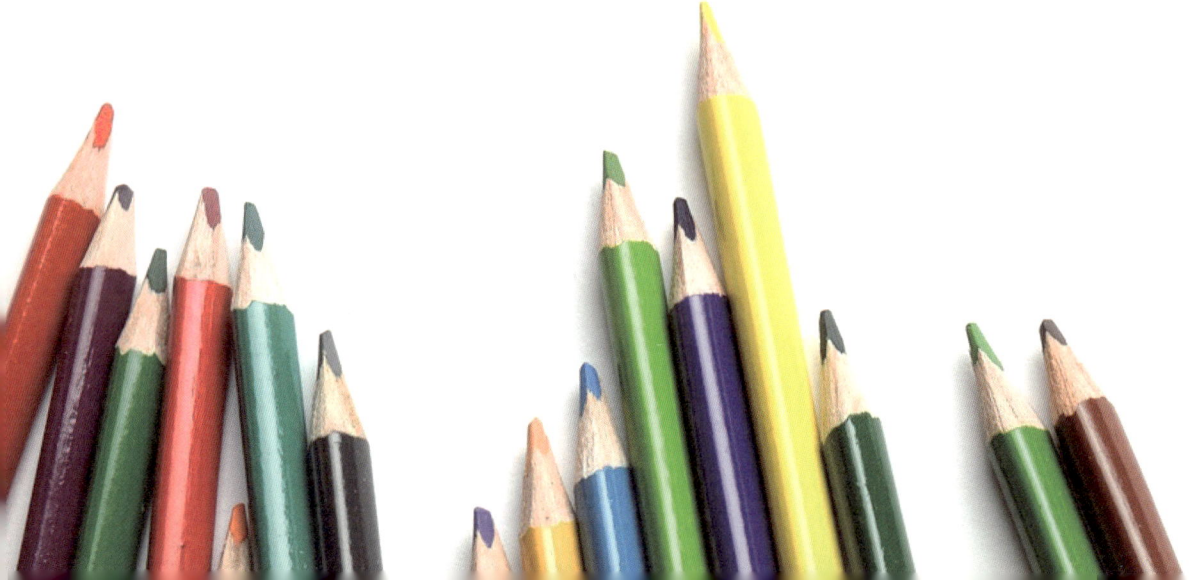

근육을 계속 사용해야 하는 채색 작업은 신체적인 기능을 높여 주고, 민화를 그리며 따뜻하고 긍정적인 감성과 정서적인 안정을 가질 수 있을 것입니다.

우리 삶을 더 행복하고 풍성하게 하는 민화를 많은 분이 접할 수 있었으면 하는 바람으로 출판하게 되었습니다.

쉽고 편하게 그릴 수 있도록 간편한 색연필 위주로 구성하였습니다.

색연필, 크레파스, 파스텔, 물감 등 개인의 취향에 맞추어 색칠할 수 있습니다.

생활에 활력을 불어넣고 예술이 있는 삶으로 가꾸어 주는 민화와 함께하는 동안 민화가 주는 기쁨과 행복의 메시지가 많은 분에게 전달되었으면 합니다.

윤미디어

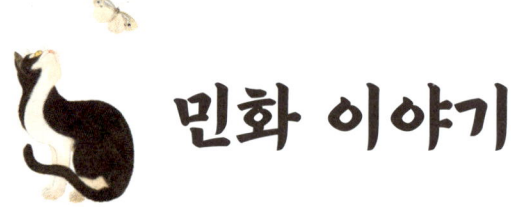
민화 이야기

민화의 정의는 한 민족이나 개인이 전통적으로 이어온 생활 습관에 따라 제작한 대중적인 실용화라고 할 수 있습니다.
민화는 조상 대대로 전승되어 온 전통 미술로, 그 안에는 우리의 자연과 역사, 신화 정신이 깃들어 있습니다.
조선 후기인 18세기경부터 크게 유행해 최근까지 이어지고 있으며, 서민들의 예술이라고 하나 궁중장식화, 문인화, 풍속화, 세화, 기록화 등이 있고, 작가들 또한 떠돌이 무명 민간 화가와 도화서 화원 및 화승, 사대부 등 다양한 계층이 있습니다.

민화는 장소와 용도에 따라 쓰임새가 달라 회갑, 혼례, 상례 등 행사와 새해 선물로 주고받으며, 중요한 절기마다 쓰였습니다. 또한 생활공간과 일상용품을 장식하는 등 다양한 형태를 지닌 그림입니다. 우리의 삶 속에서 꾸밈없이 자유롭게 표현되었으며, 행복하게 살기를 바라는 기복, 장수, 부귀, 부부 화합 등 소박한 바람이 담겨 있습니다.

대표적인 민화로 부귀와 사업 성공을 기원하는 모란도와 다산과 출세와 장수 등의 여러 의미를 지니고 있는 연꽃, 글자로 기원의 의미를 표현한 문자도, 시험 합격을 기원하는 어변성룡도, 책을 가까이 하고자 하는 책가도, 기쁜 소식을 전하고 나쁜 액을 막아 주는 호작도, 비를 기원하는 운용도, 건강과 장수를 기원하는 십장생 등 행복의 종류만큼 다양한 소재와 주제를 지니고 있습니다.

민화는 우리의 일상적인 삶과 함께하였으며 변함없이 사랑받는 아름답고 행복한 그림입니다.

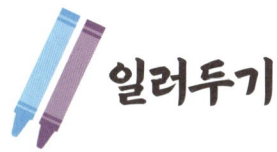

일러두기

이 책에는 예술이 있는 삶을 즐길 수 있는 다양한 활동들이 알차게 담겨있습니다. 지금부터 각 활동들을 살펴보고 조금 더 활용할 수 있는 방법에 대해 알아보세요.

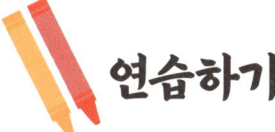

연습하기

색연필은 채색과정에서 힘이 얼마나 들어가는지 몇 번에 걸쳐서 색칠하는지에 따라 다양한 표현이 가능해요. 본격적으로 그림을 그리기 전에, 색연필을 사용해서 쉽고 간단하게 채색 기술을 익힐 수 있도록 연습하기 단계를 마련했어요. 하나하나 천천히 따라서 익혀 나가다보면 어느새 간단한 채색만으로도 완벽한 그림을 그릴 수 있어요.

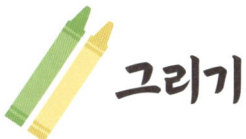

그리기

그림 그리기로 들어가면 기본적으로 넓은 면과 밝은색을 먼저 칠한 뒤 어두운 색을 칠하는 것이 채색 순서예요.
이렇게 순차적으로 색칠을 하면 짧은 시간의 작업으로도 작업이 빠르고 효과적으로 진행되어 전체적인 채색 방향을 더 간단하게 확인할 수 있어요. 어떤 색을 먼저 칠한다 하더라도 완성작에는 영향을 끼치지 않아요.

목차

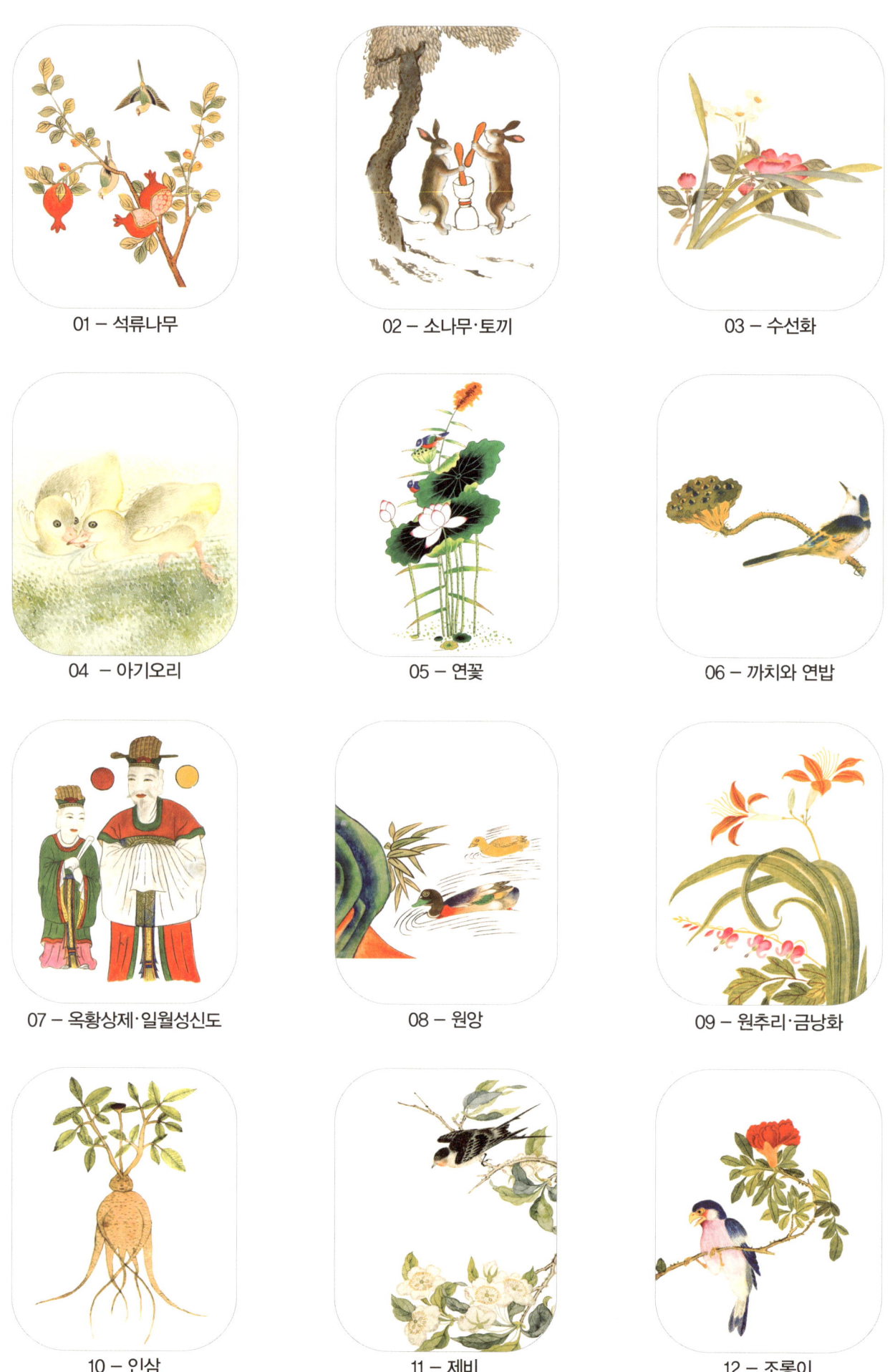

01 – 석류나무

02 – 소나무·토끼

03 – 수선화

04 – 아기오리

05 – 연꽃

06 – 까치와 연밥

07 – 옥황상제·일월성신도

08 – 원앙

09 – 원추리·금낭화

10 – 인삼

11 – 제비

12 – 조롱이

백세 시대 뇌건강을 위한 전통 민화 컬러링북

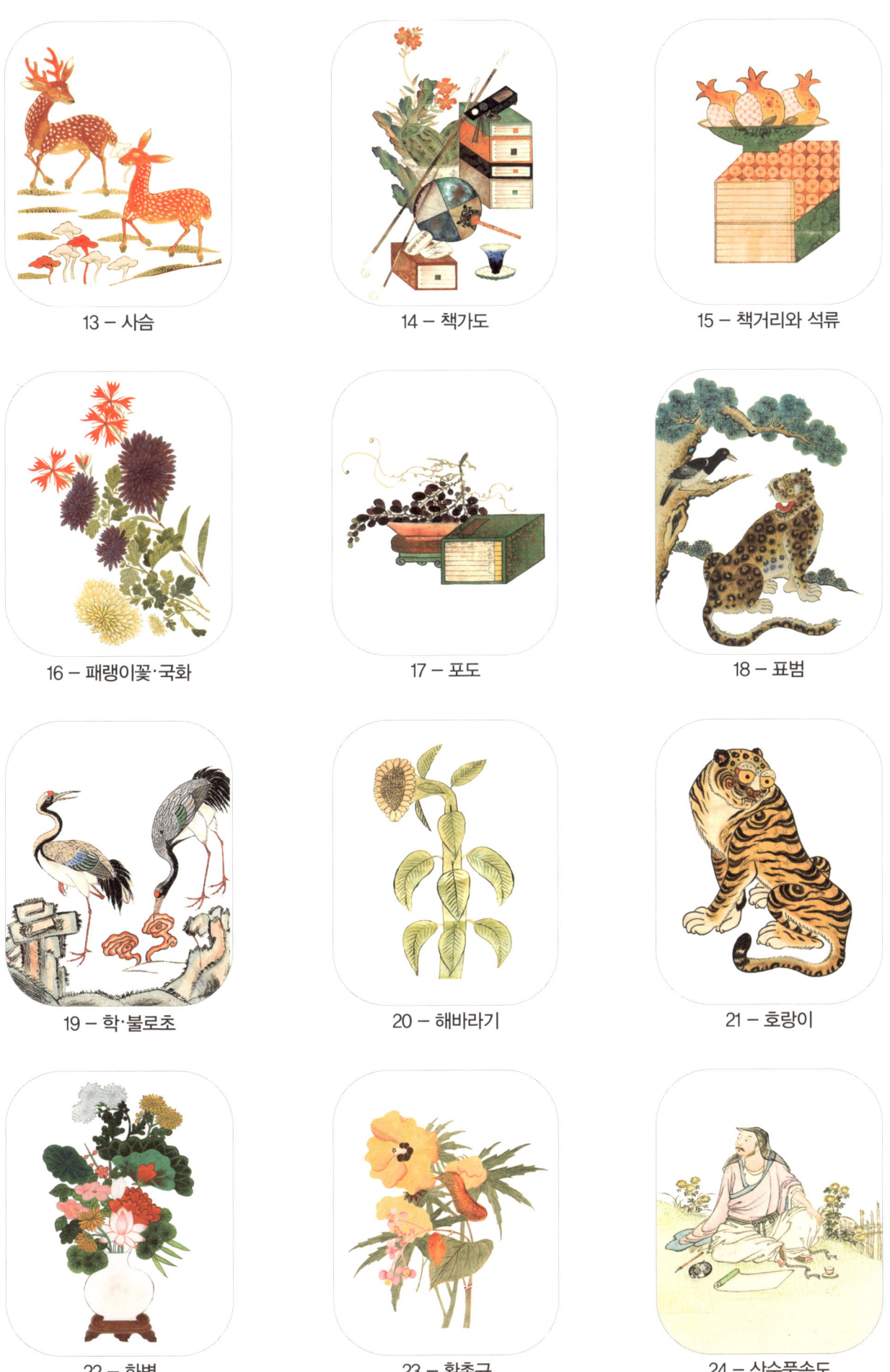

13 – 사슴

14 – 책가도

15 – 책거리와 석류

16 – 패랭이꽃·국화

17 – 포도

18 – 표범

19 – 학·불로초

20 – 해바라기

21 – 호랑이

22 – 화병

23 – 황촉규

24 – 산수풍속도

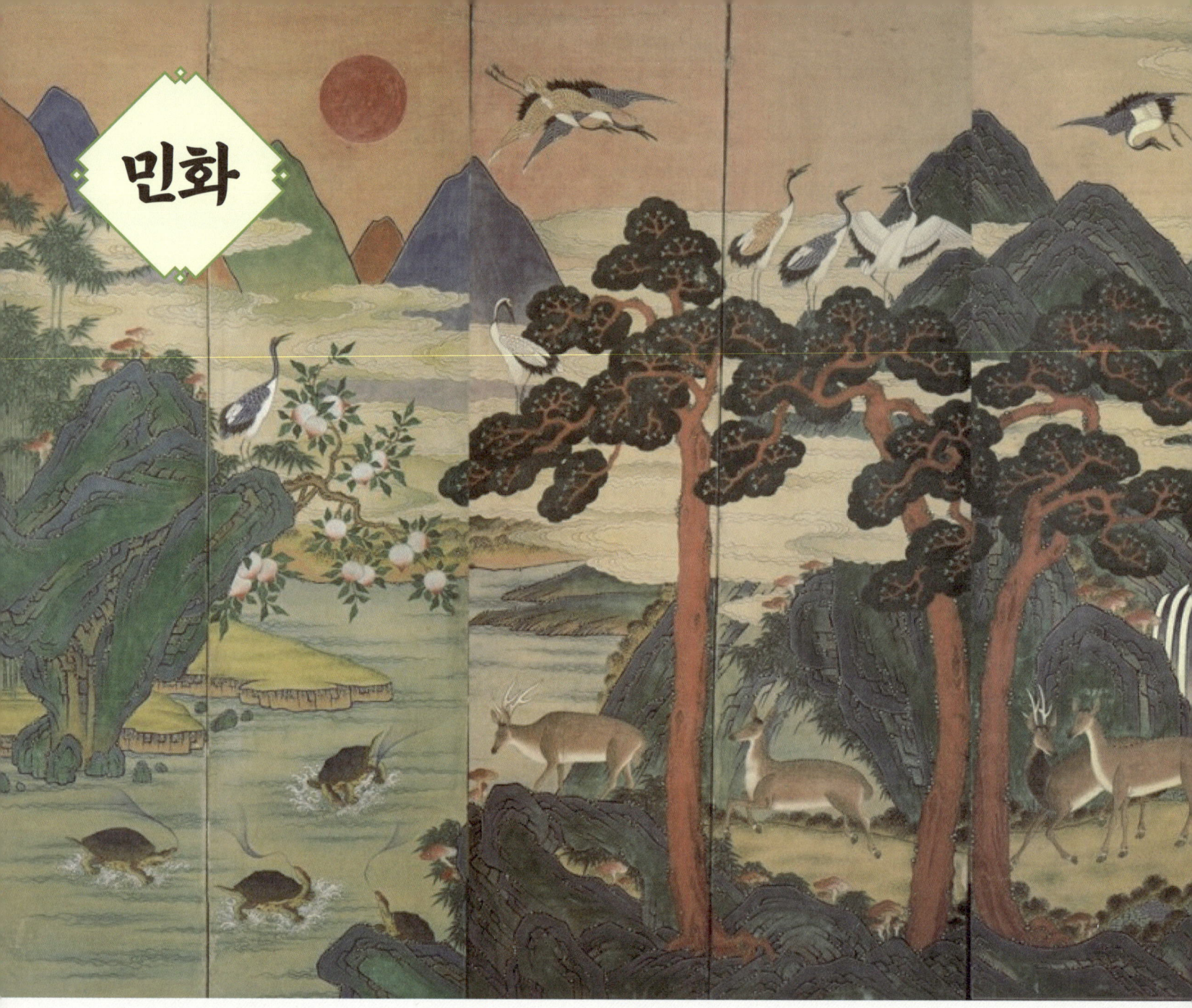

민화

장생도
불로장생을 기원하는 상징물을 소재로 그린 그림

장생도는 자연숭배의 신앙적 기반 위에서 불로장생을 기원하는 우리 선조들이 가장 즐겨하던 그림입니다. 장수상징물로는 해, 구름, 산, 물, 대나무, 소나무, 불로초, 거북, 사슴, 학 등을 그린 십장생도를 대표적으로 꼽습니다.

소나무와 학을 취한 송학도, 소나무와 사슴을 그린것. 거북과 사슴을 그린 것 등 소재를 따로 그리기도 하고 종류도 많아 장생도의 범위는 넓은 편입니다.

벽사도
잡귀나 마귀를 막기위해 생겨난 그림

벽사도는 귀신을 물리치기 위해 그린 그림입니다.

민화 중에는 주술적인 의미가 담긴 것들이 상당수 있는데, 세화가 그 대표적인 예입니다. 세화는 조선시대에 새해를 맞이하여 일반 서민의 집에 귀신을 쫓거나 복을 구하는 의미로 벽사 그림을 출입문등에 걸어 사용하였습니다. 벽사의 소재로 호랑이, 용, 해태 등을 사용하였습니다.

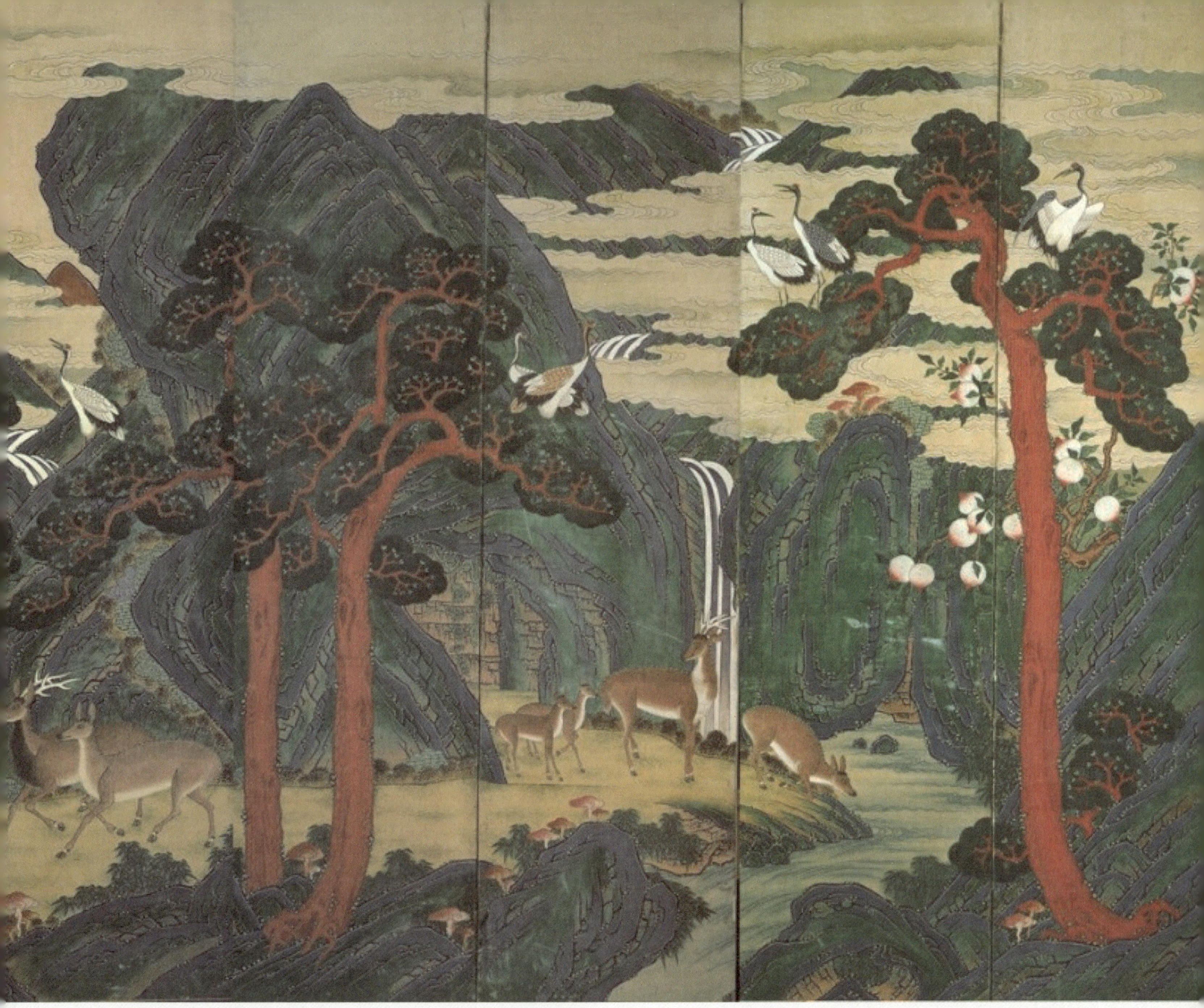

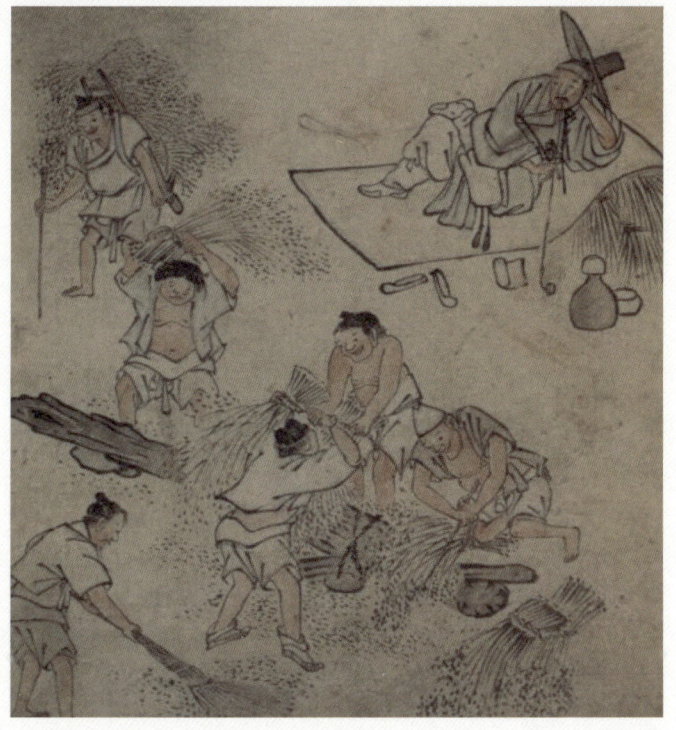

풍속도
그 시대의 생활상을 소재로 한 그림

풍속도는 궁궐이 아닌 민간의 생활상을 그린 그림을 말합니다. 농민들의 생활하는 모습을 그린 겸직도, 많은 어린이들이 노는 모습을 그린 백자도, 사람의 일생을 쭉 이어서 그린 평생도, 한 해의 절기나 계절에 따라 민간에서 전해 오는 풍속을 그린 세시 풍속도 등이 있습니다.

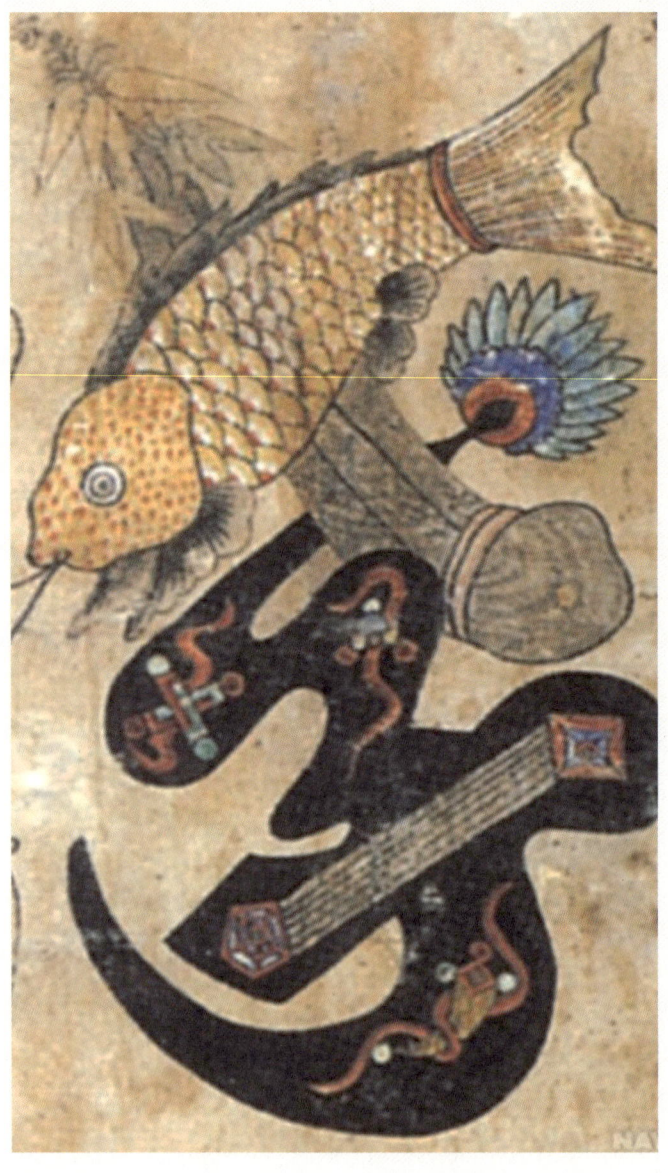

화조도
꽃과 새를 소재로 하여 그린 그림

화조도에는 부부의 화합과 금실이 좋기를 바란다는 뜻이 담겨있습니다. 그래서 신랑 신부의 신혼방과 결혼식 할 때 쓰는 병풍으로 많이 사용하였습니다. 화조도에 나오는 꽃 중에 연꽃(지혜를 상징), 모란(부귀와 행복을 상징), 매화(순결과 절개를 상징), 석류(아이를 많이 낳기를 기원하는 마음을 표현)가 있으며, 새의 소재는 오리(가뭄, 질병을 막아준다는 의미), 까치(좋은 소식을 전해준다고 믿음), 원앙(부부간의 정조와 애정을 상징)을 주로 사용하였습니다.

화훼도
꽃이라는 소재에 중점을 두고 그린 그림

화훼도에 등장하는 꽃의 종류는 모란, 연꽃, 국화, 난초 등 40여종에 이르고 있습니다. 꽃과 새를 함께 그리면 화조도, 꽃과 나비를 함께 그리면 화접도 곤충등과 함께 그리면 조충도, 귀한 옛 그릇과 함께 꽃가지 따위를 그린것을 기명절지도라고 합니다. 우리나라에서는 일찍부터 화훼도가 널리 그려져 애용되었습니다.

문자도
글자의 의미와 관계있는 고사의 내용을 획속에 그려 넣은 그림

문자도는 한자를 소재로 삼은 그림입니다. 충효와 삼강오륜의 교훈적 의미를 백성들에게 널리 알리거나, 길상적인 뜻을 지닌 글자를 통하여 바라는 소망을 이루고자 하는 의도에서 주로 병풍으로 제작되었습니다. 처음에는 사대부를 중심으로 그려지다가 점차 서민층에도 확산되었습니다.

수석도
나무, 돌, 산, 물을 소재로 하여 그린 그림

수석은 십장생의 하나이기도 하며, 장수를 상징하고도 하고 민간에서 신성시하는 대상이 되기도 했습니다. 수석도에 나타내는 나무는 대개 소나무를 소재로 하였으며, 그 중에서도 곧게 뻗은 것보다는 비스듬히 뒤틀린 형태의 소나무나 춤을 추는 듯한 모습의 나무를 많이 그렸습니다.

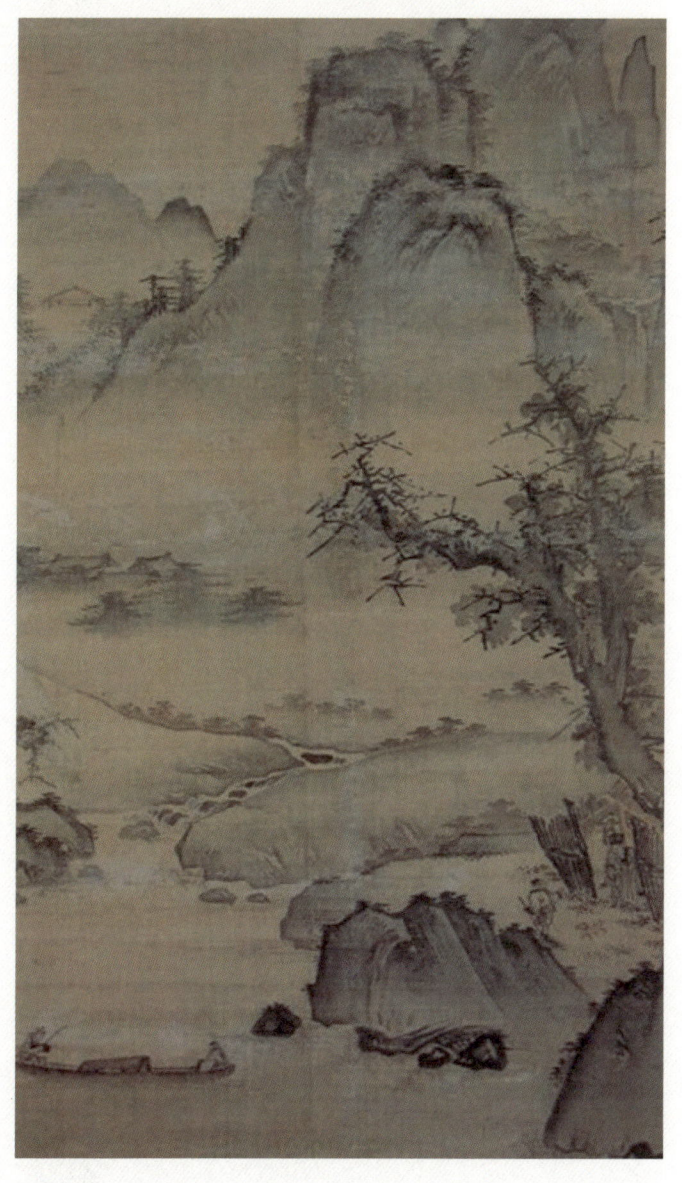

책거리(책가도)
책과 문방사우를 소재로 그린 그림

책거리는 책을 중심으로 종이, 붓, 먹, 벼루 등 문방사우를 구경한다는 뜻입니다. 책거리는 남성의 생활 공간이었던 사랑방의 기물을 주된 소재로 다루었습니다.
책과 문방구 등을 그려 글과 서책을 좋아하고 가까이하려 했던 선비들의 문인 취향을 그대로 반영했습니다.

어해도
물고기나 게 등 물에 사는 동물을 소재로 그린 그림

어해도는 물고들이 평화롭게 헤엄쳐 노니는 그림이나, 잉어가 하늘을 향하여 뛰어 오르는 그림 등으로 표현되곤 합니다.
많은 알을 낳는 물고기는 다산을 상징하고, 배가 부른 물고기 그림은 풍요를 상징하기도 합니다.

산수화
산과 물이 어우러지게 그린 그림

산수화에는 구름과 나무, 폭포, 강 그리고 정자, 배, 어부, 물고기 등이 곁들여 집니다. 산수화는 아름다운 산과 흐르는 계곡물을 집 안에 두고 감상하고 싶어서 산수를 옮겨 놓은 그림입니다. 그러나 직접 현장에 가서 그린 그림이 아니고, 유명인들의 작품을 모방하되 그린 사람의 상상력을 더해서 제작되었습니다.

설화화
설화의 내용을 소재로 그린 그림

전승되어 오는 실화, 전설, 민담 등을 설화라고 하며, 설화의 내용을 함축시켜 화폭에 옮겨 놓은 그림을 설화화라고 합니다.
장편인 설화의 내용을 간단히 요약하여 중요한 부분만을 그린 경우가 많았습니다. 대부분 여섯 폭이나 여덟 폭의 병풍에 연속적으로 그렸습니다. 설화화는 예술성이나 장식적인 성격보다는 줄거리의 표현에 중점을 두고 그렸습니다.

01 석류나무

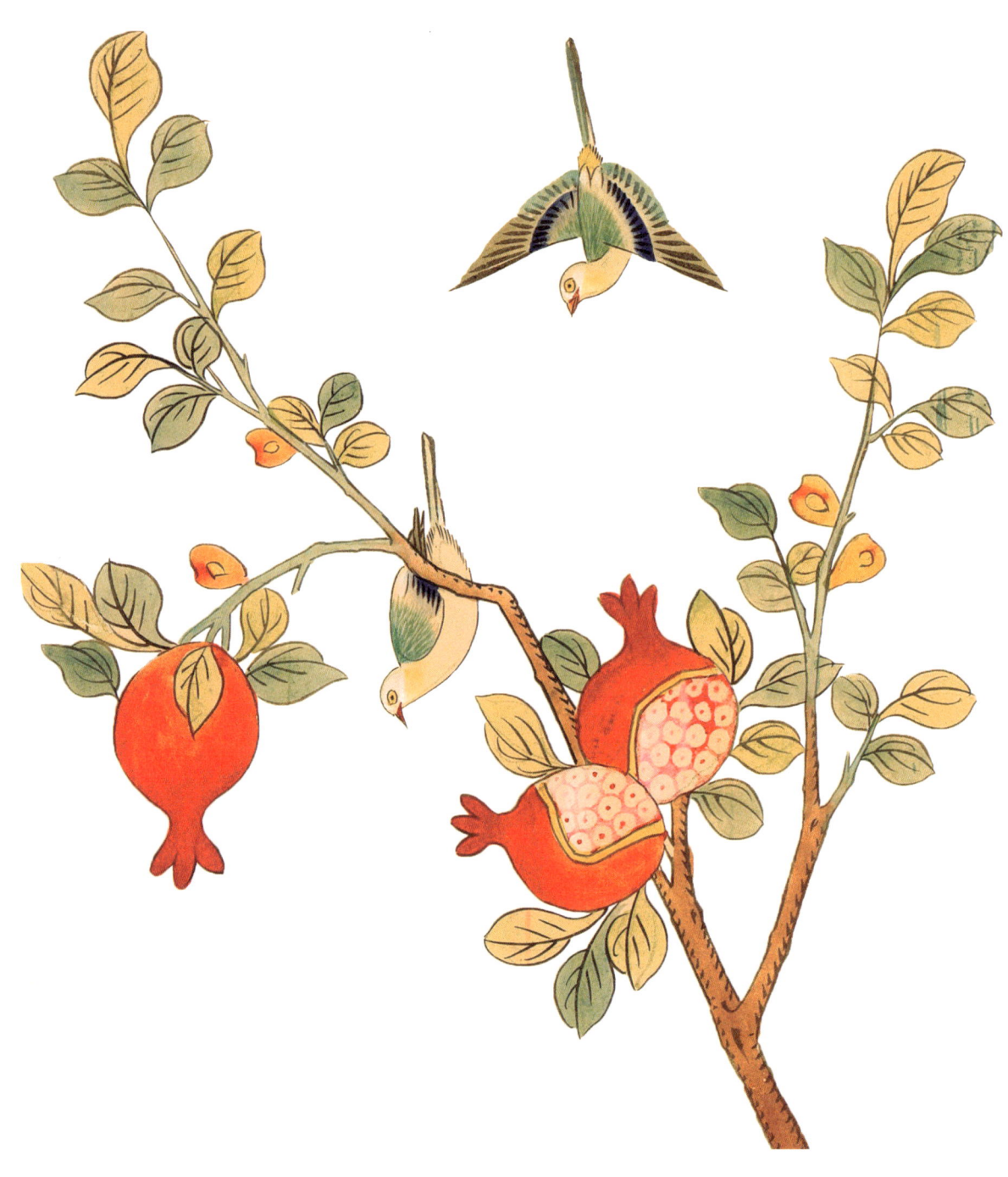

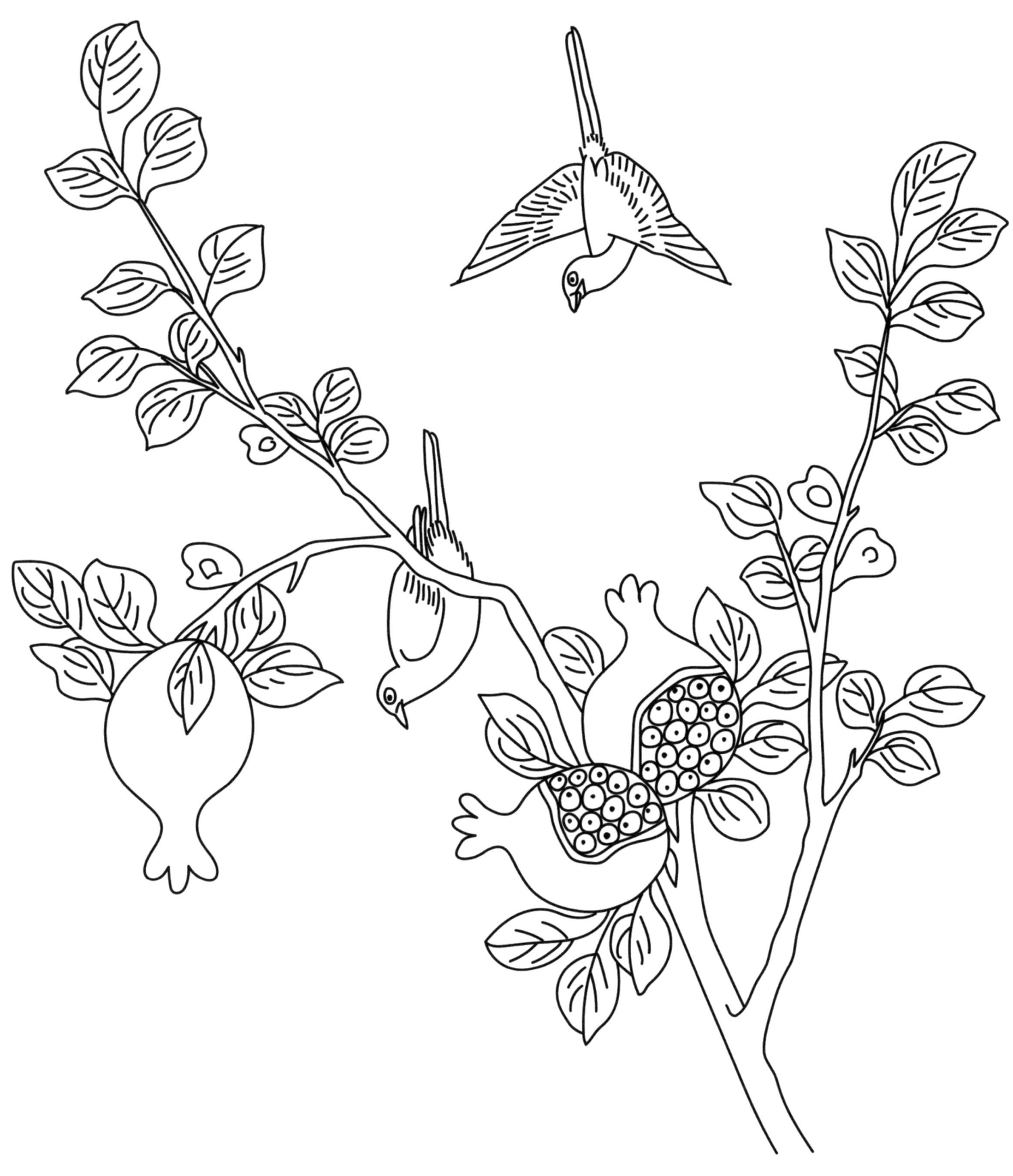

02 소나무와 토끼

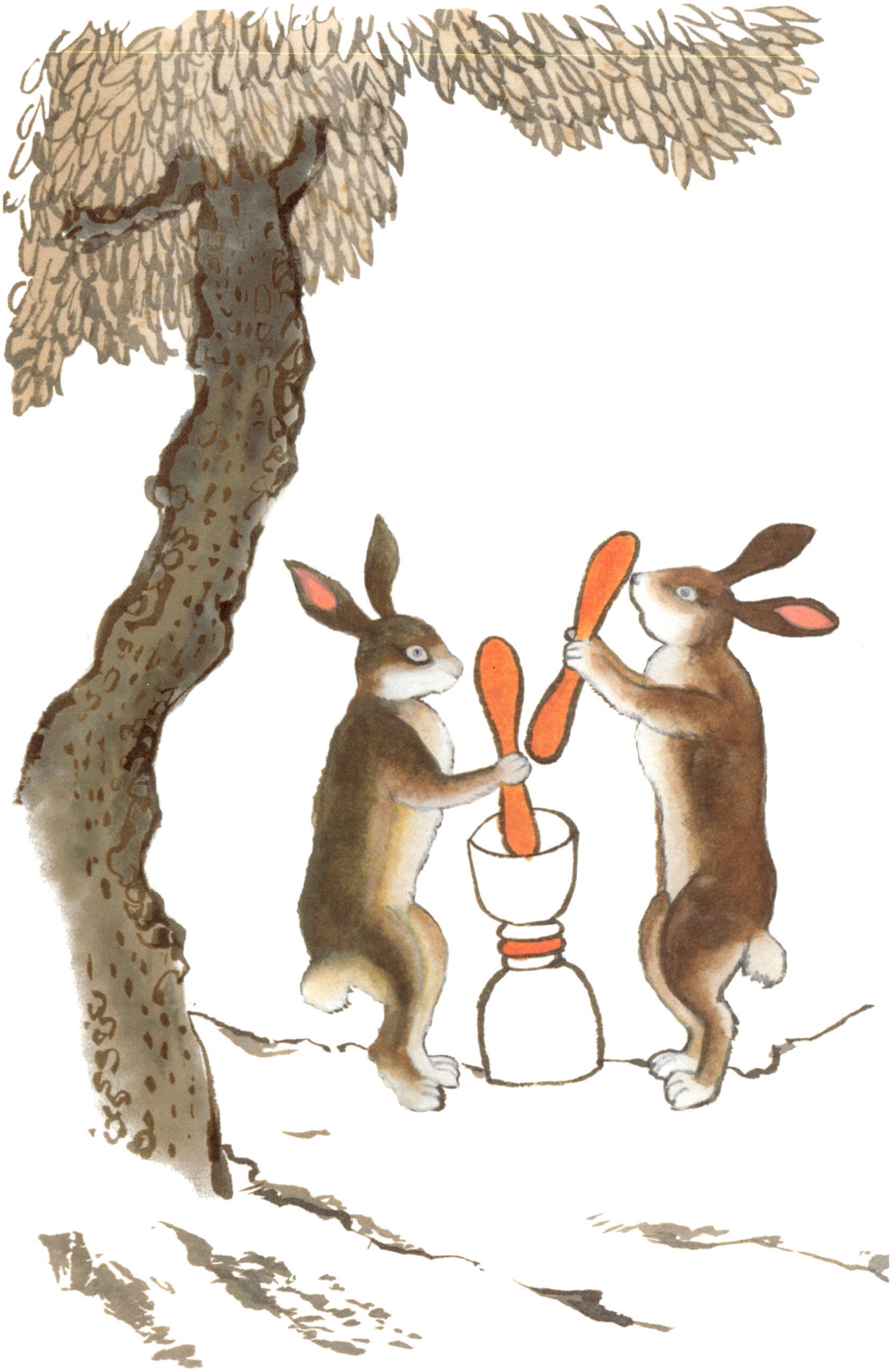

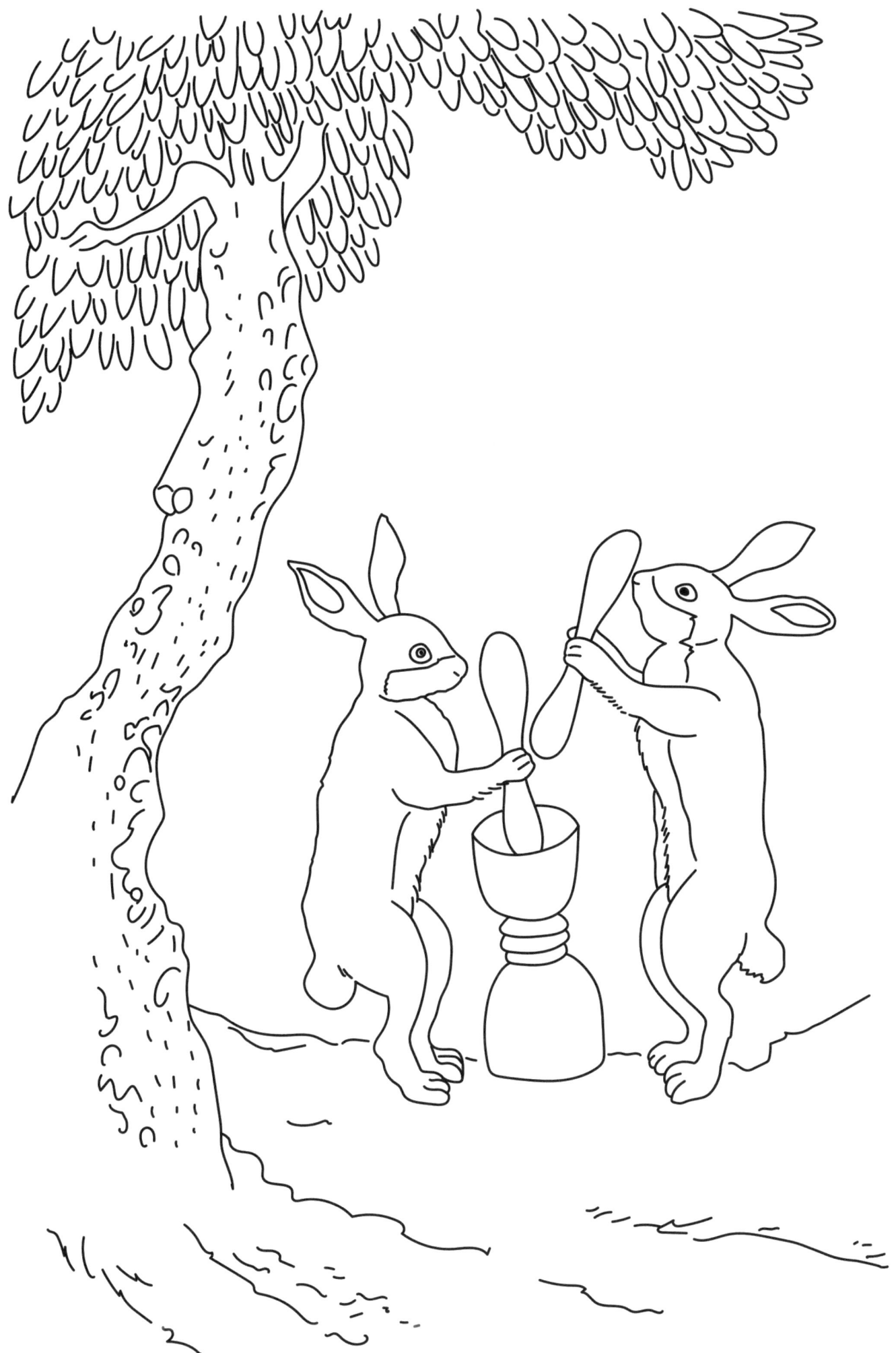

03 수선화

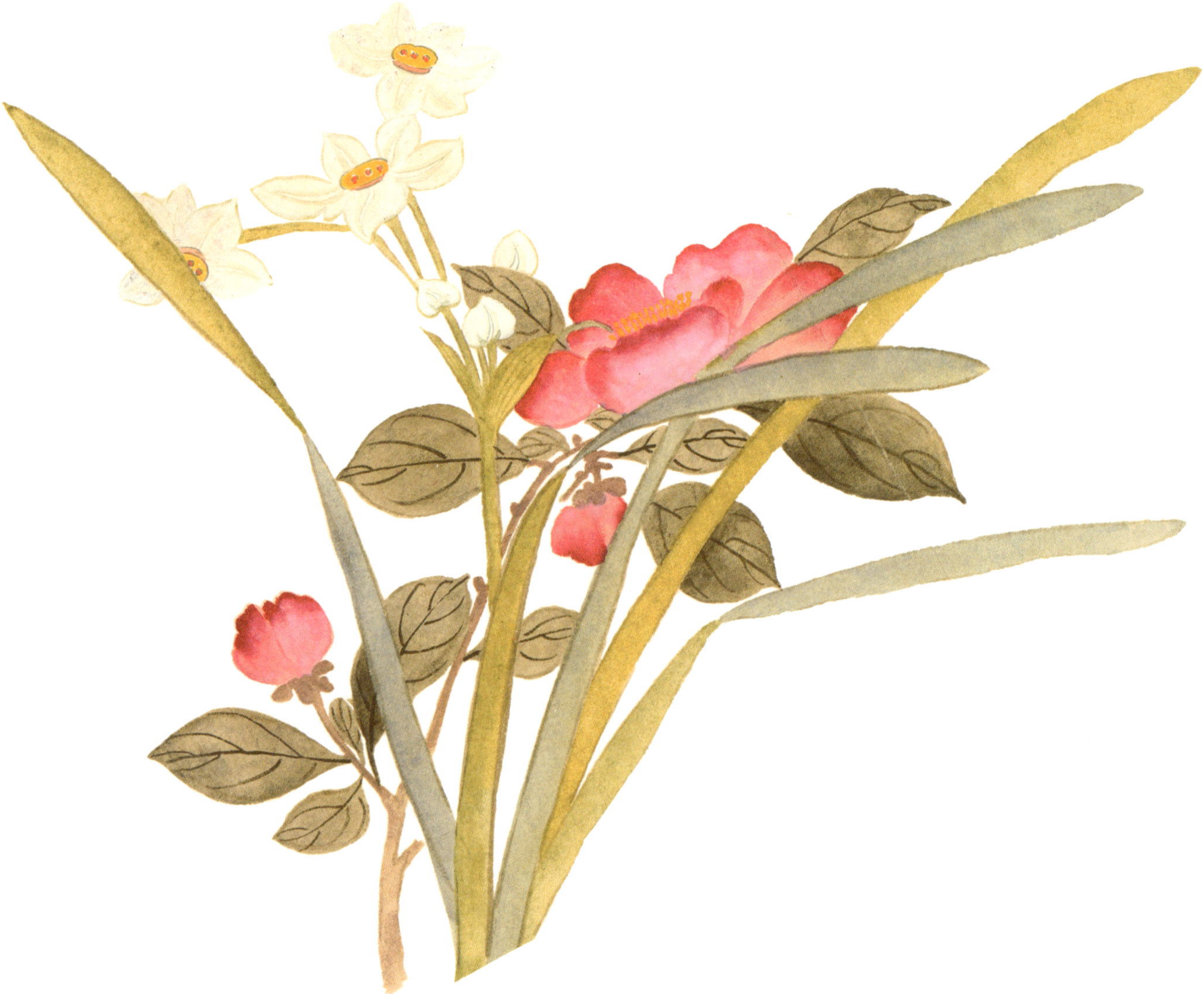

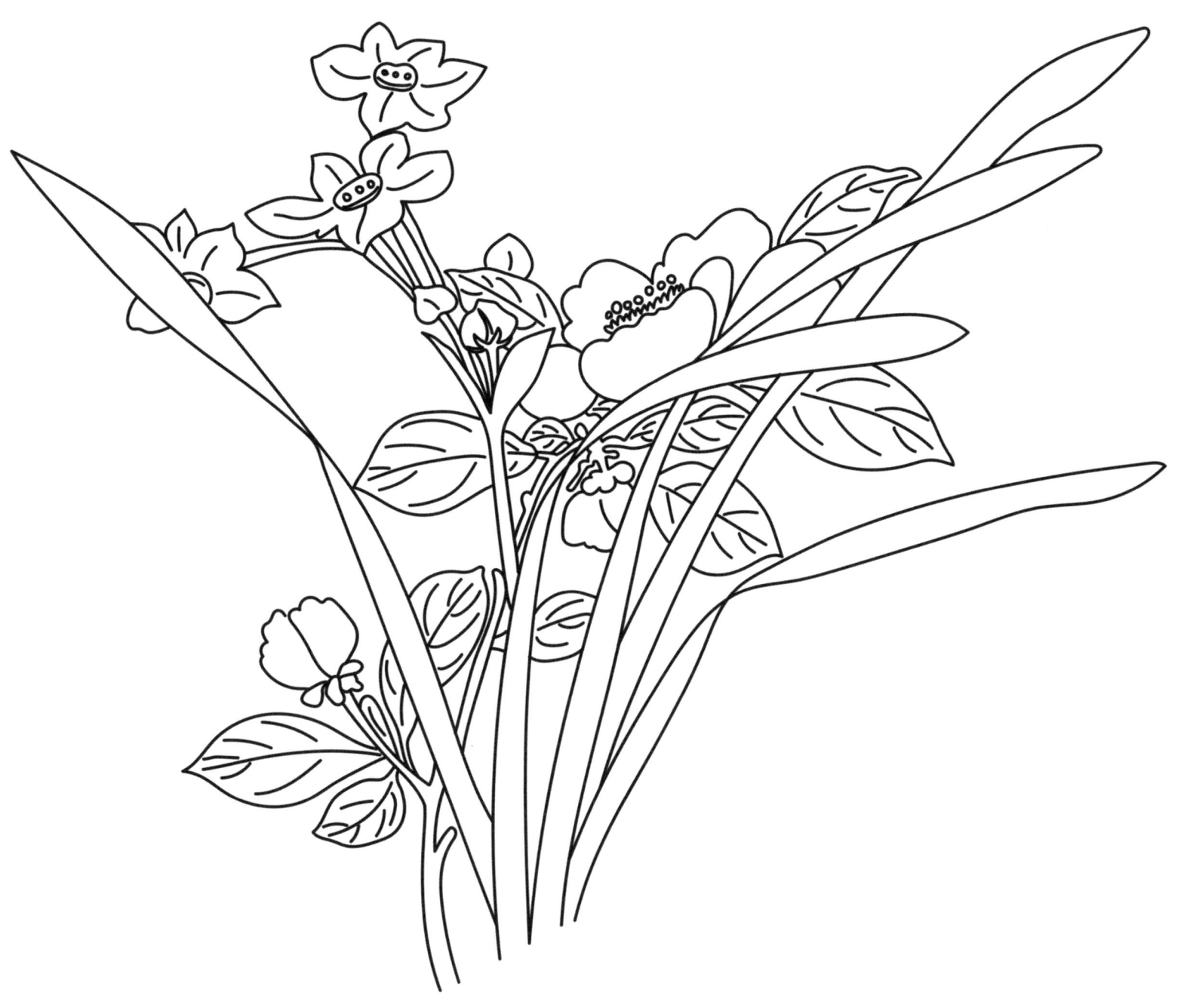

04 아기오리

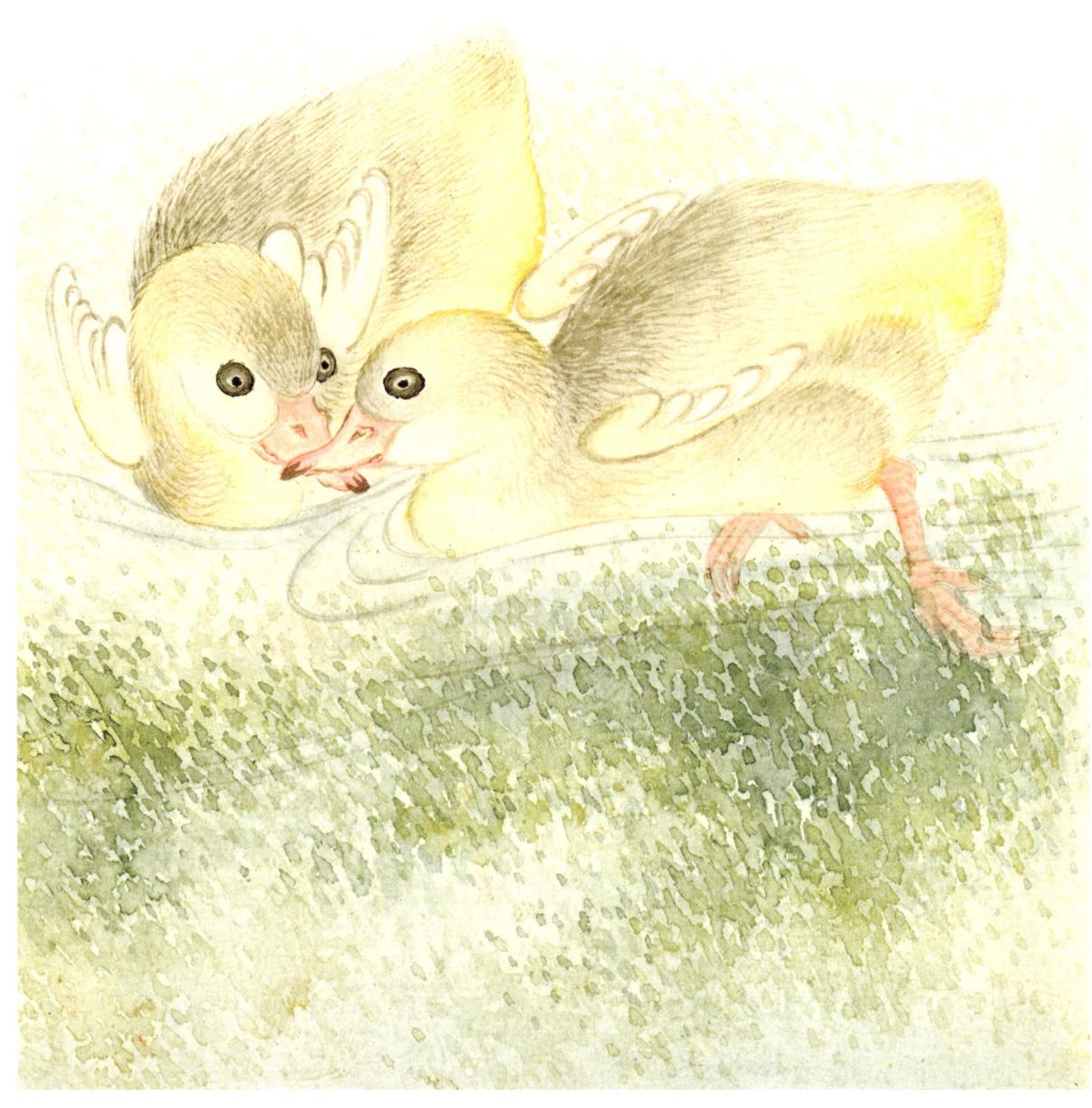

아기오리

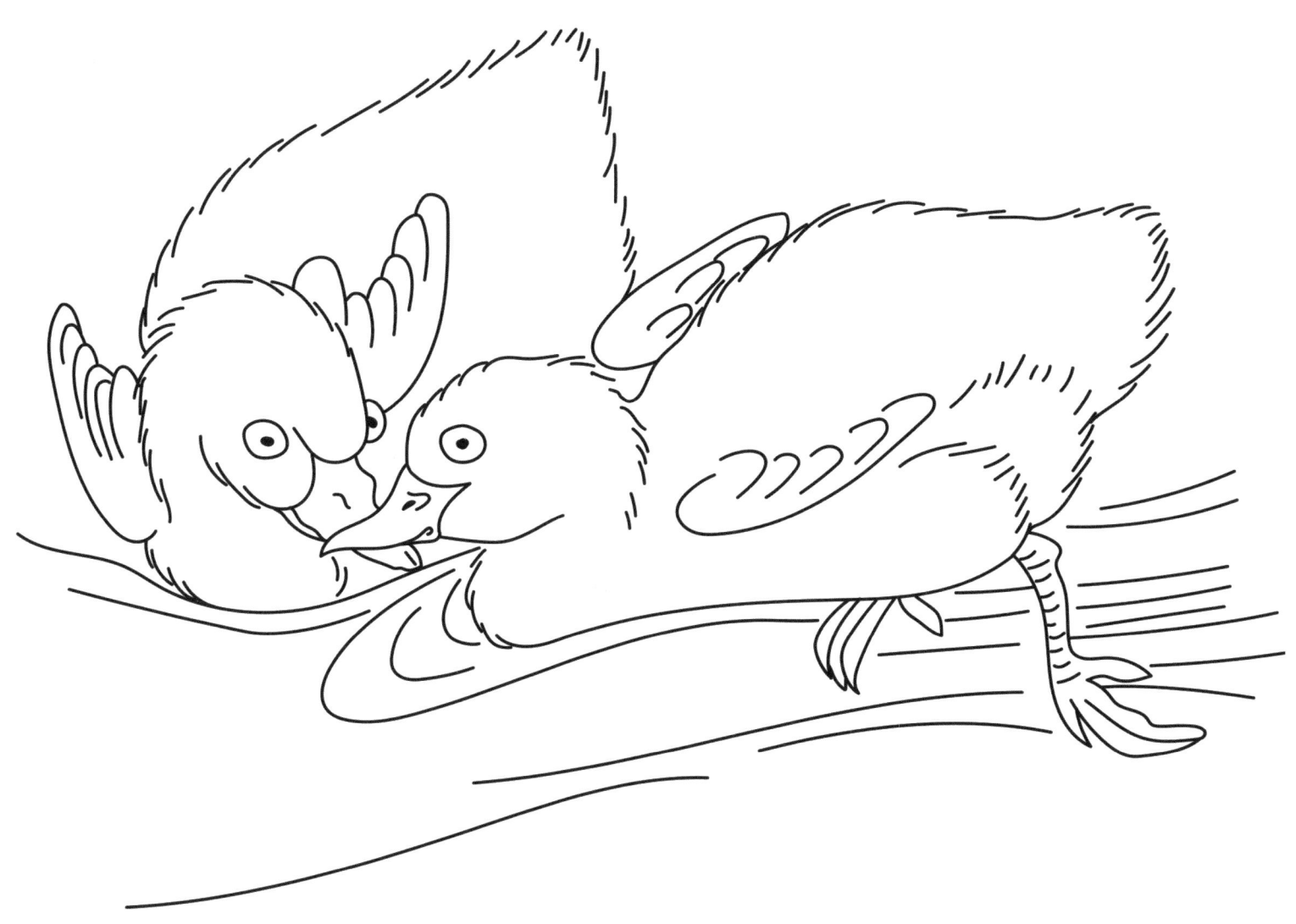

05 연꽃

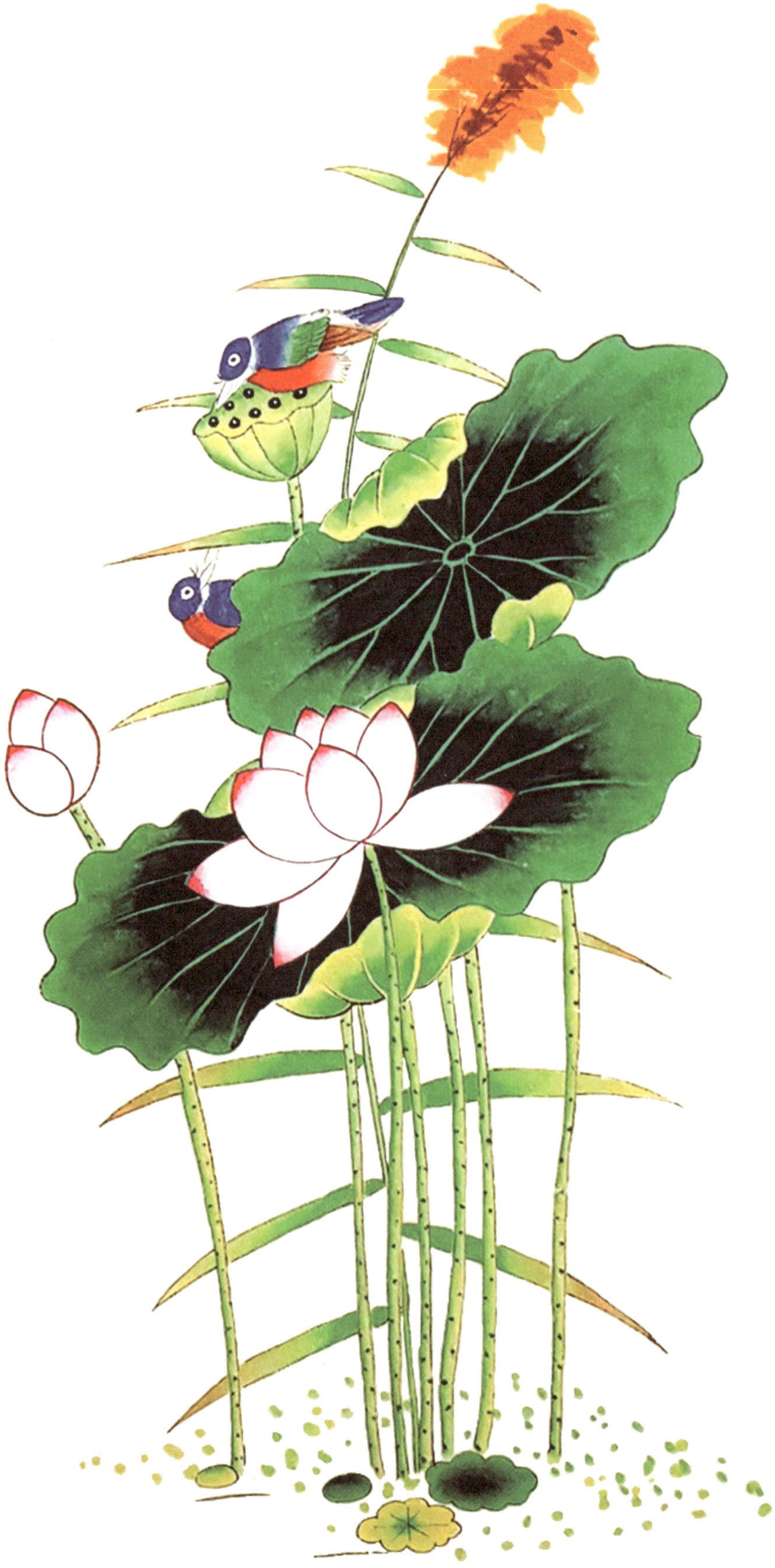

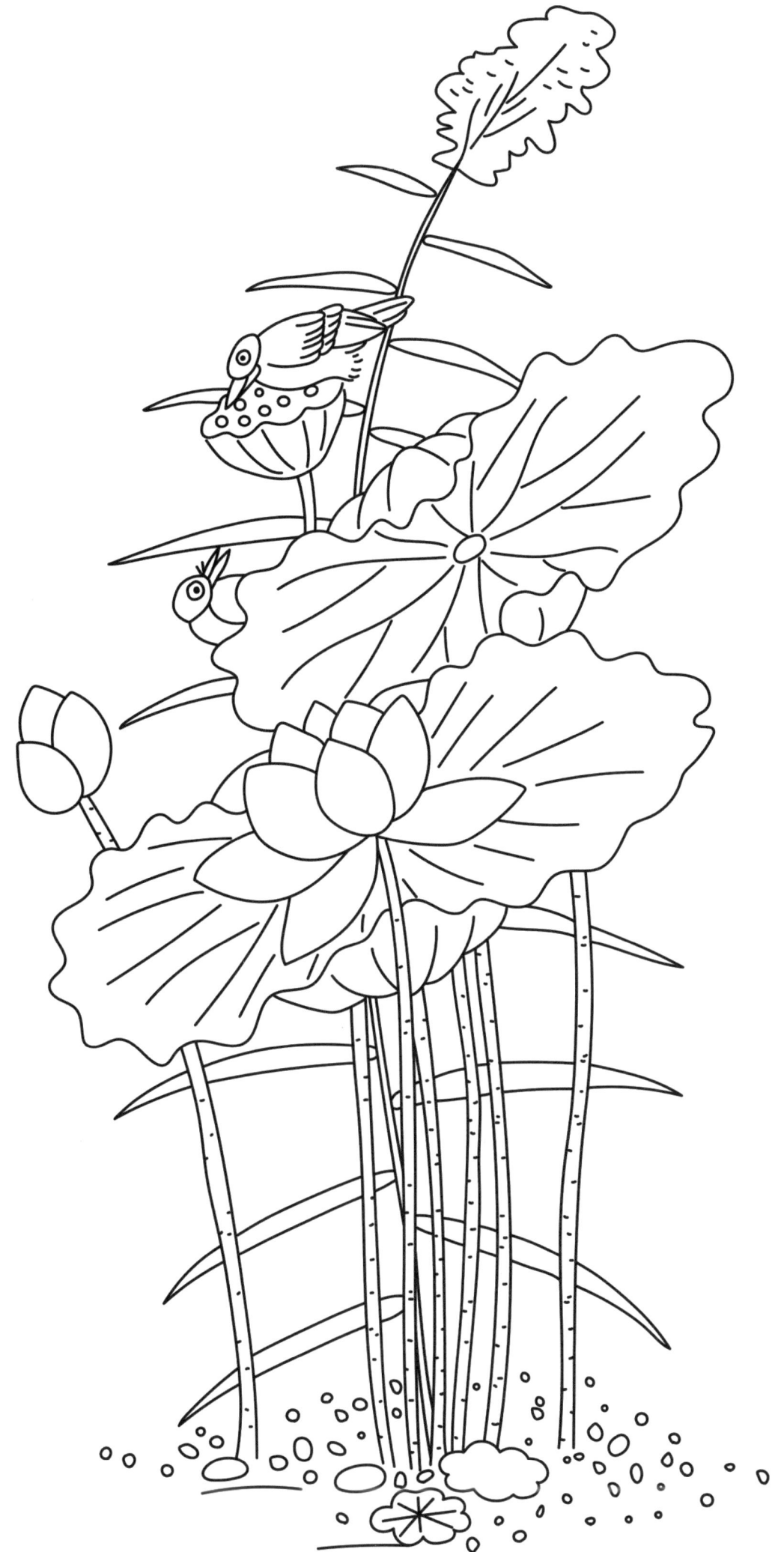

06 까치와 연밥

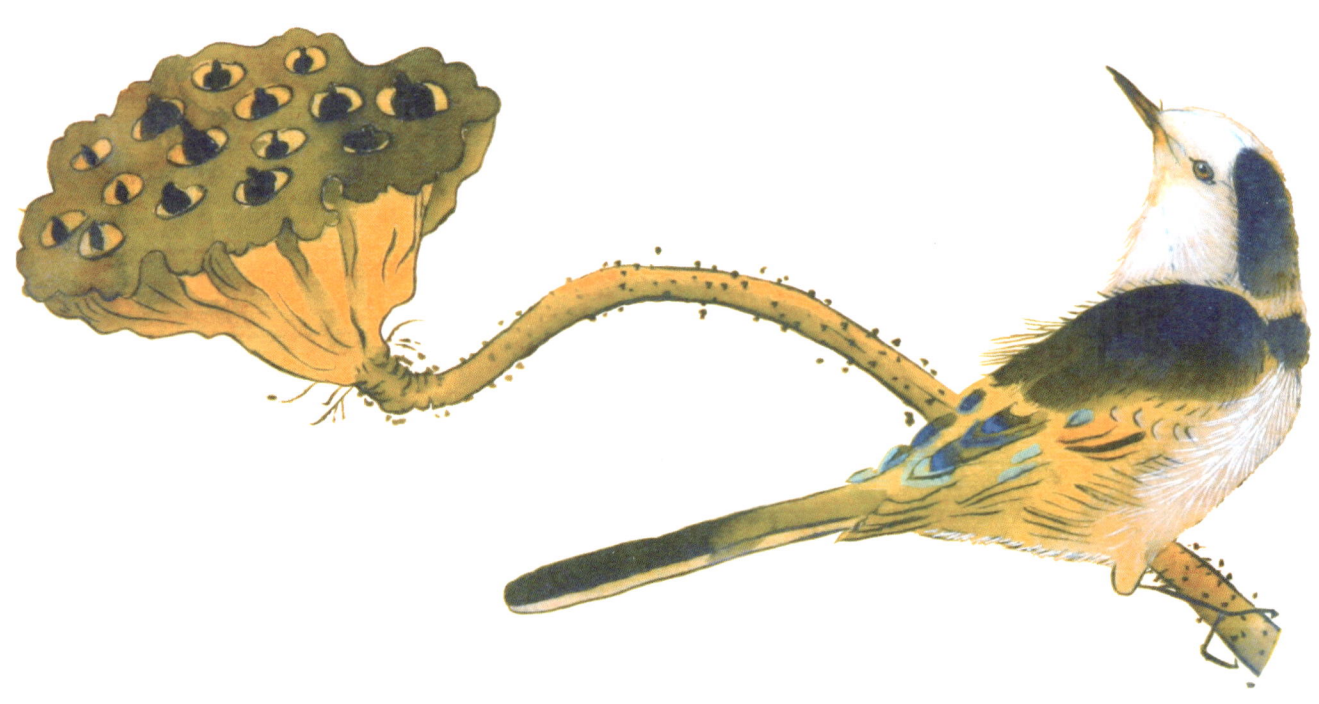

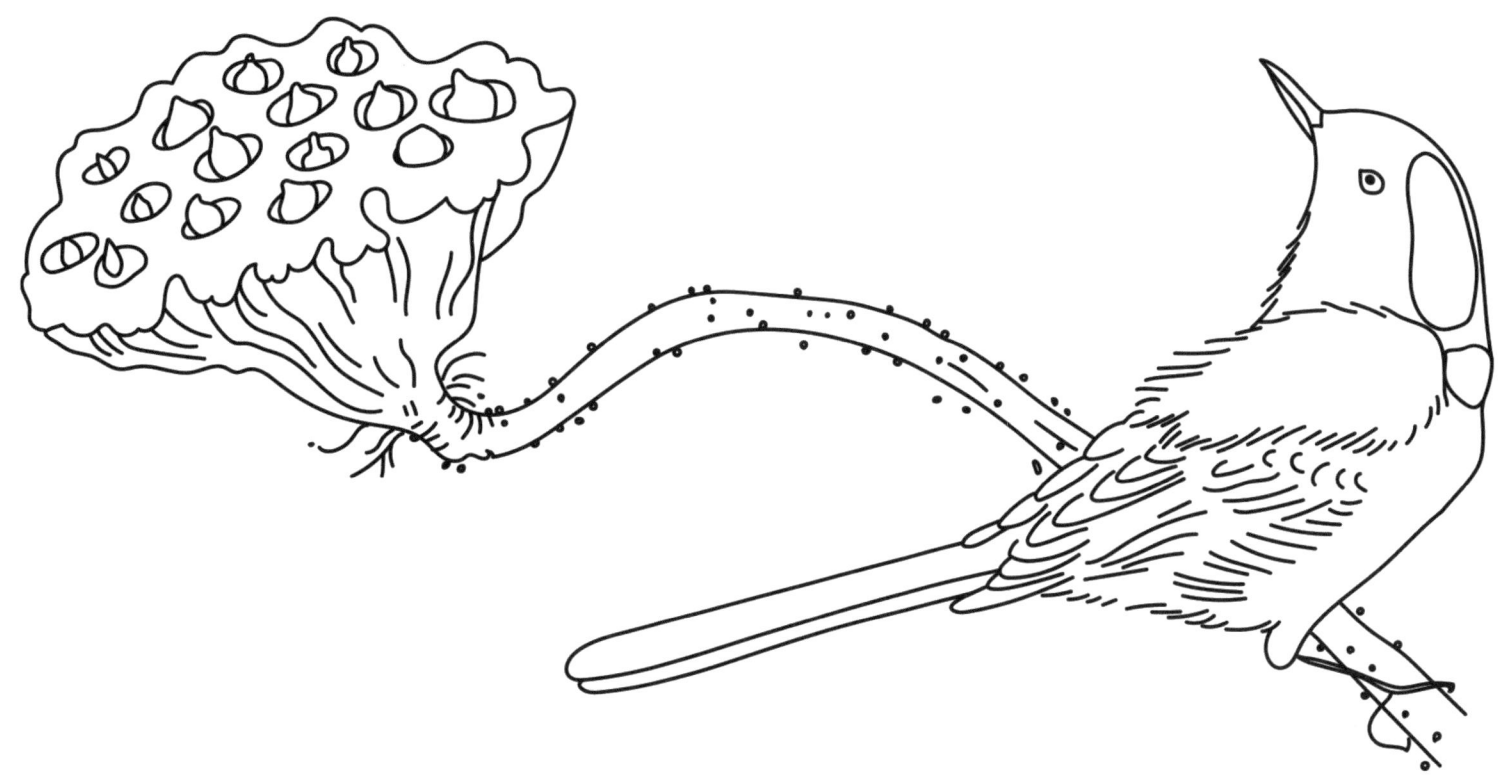

07 옥황상제·일월성신도

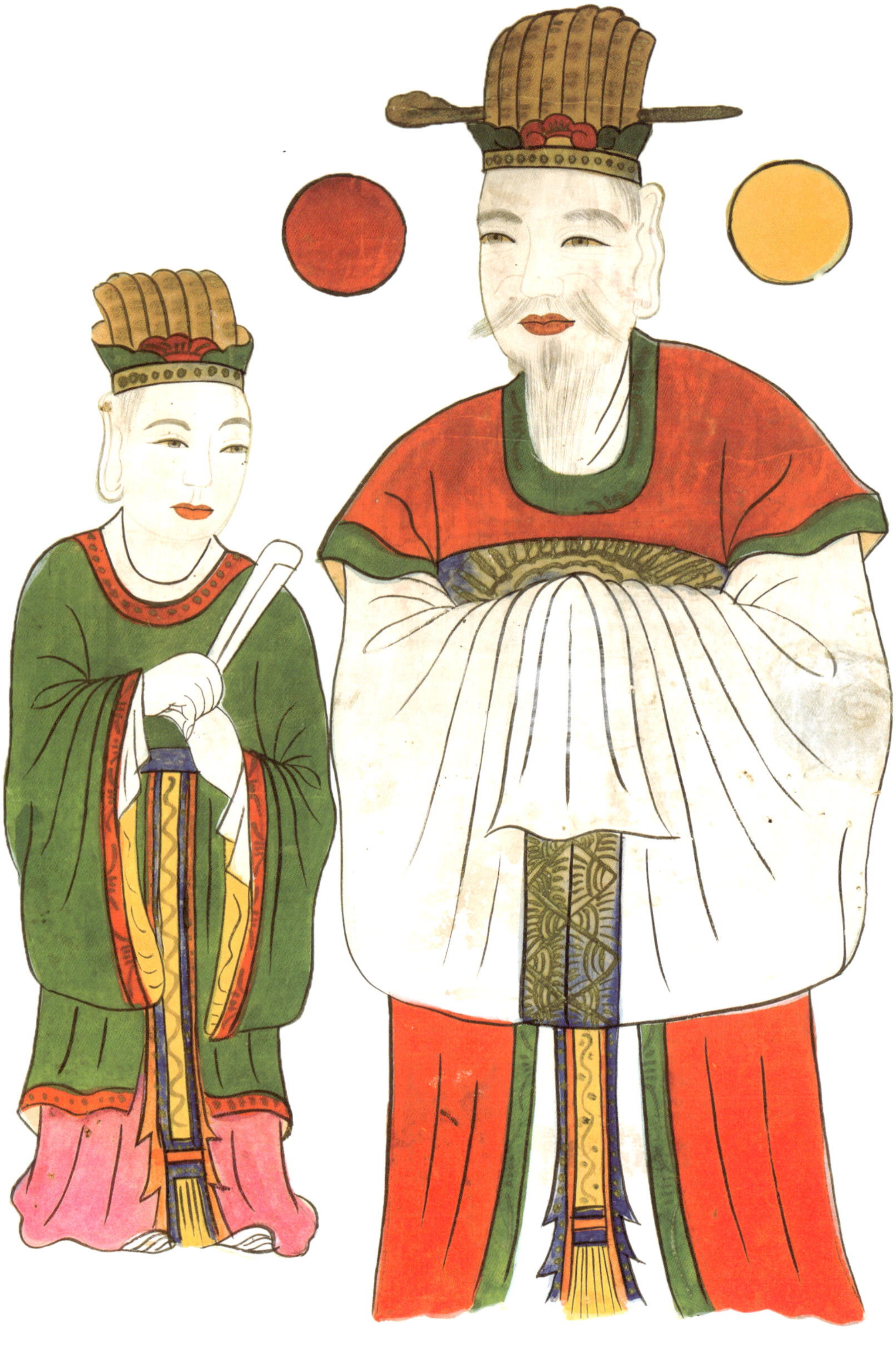

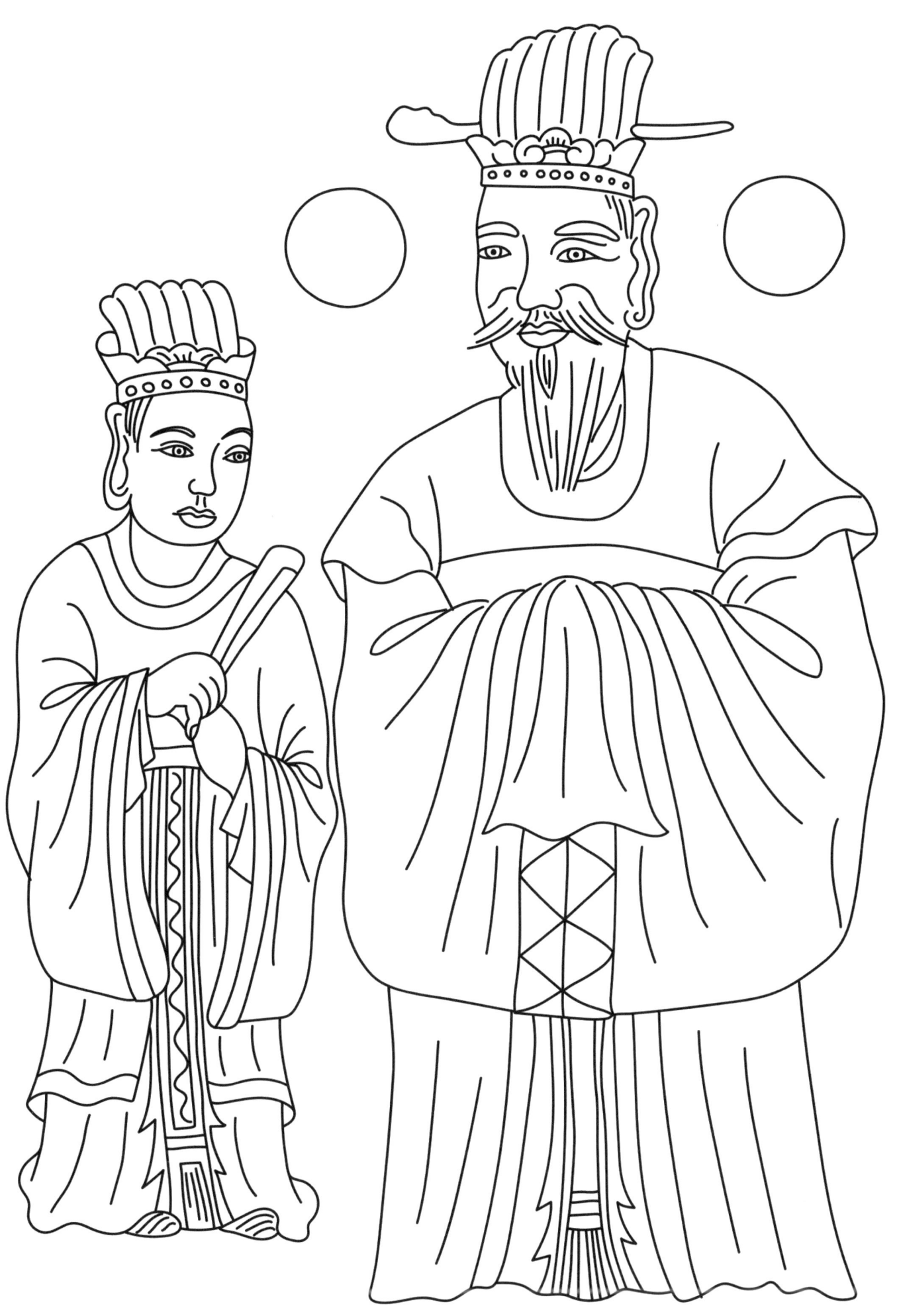

08 원앙

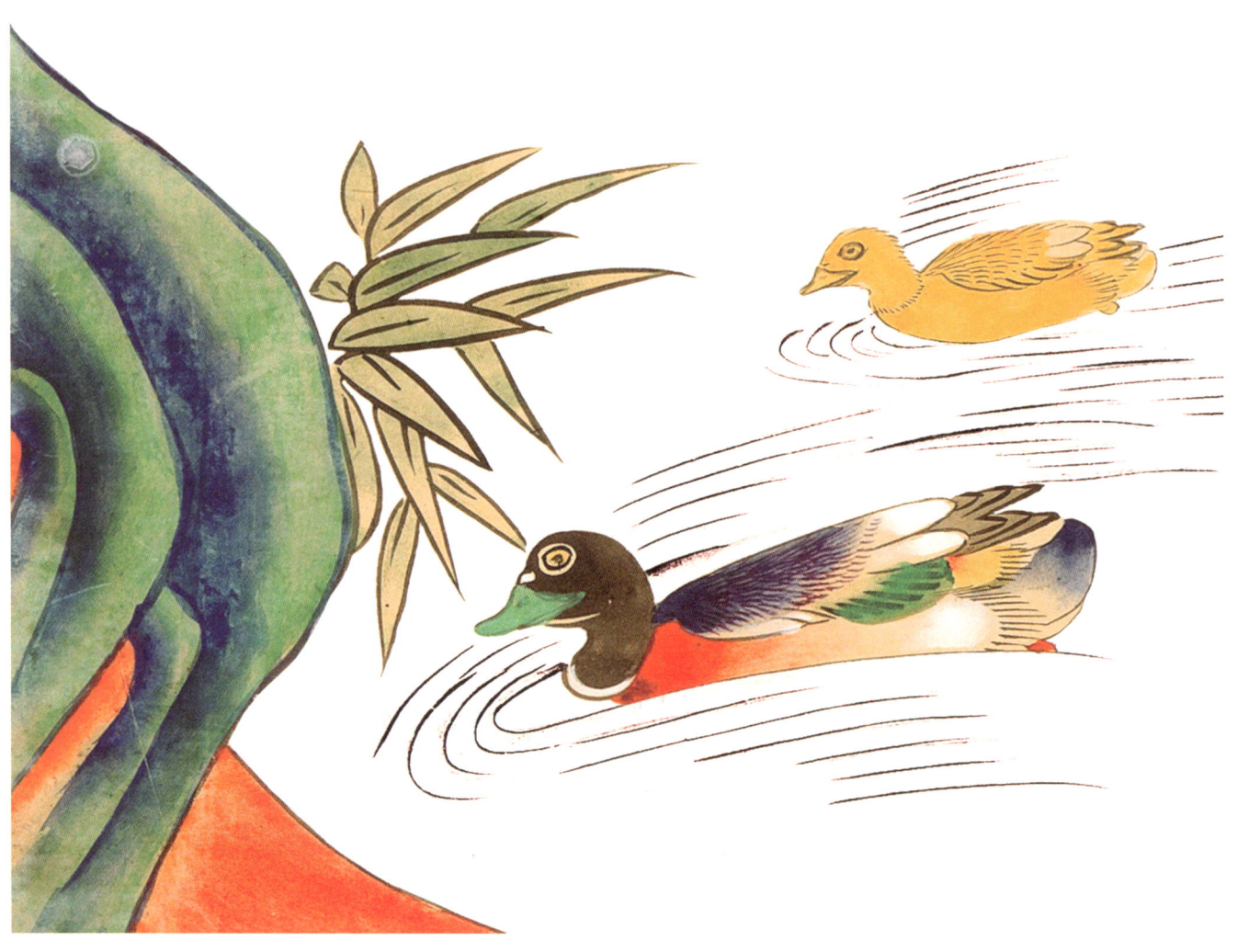

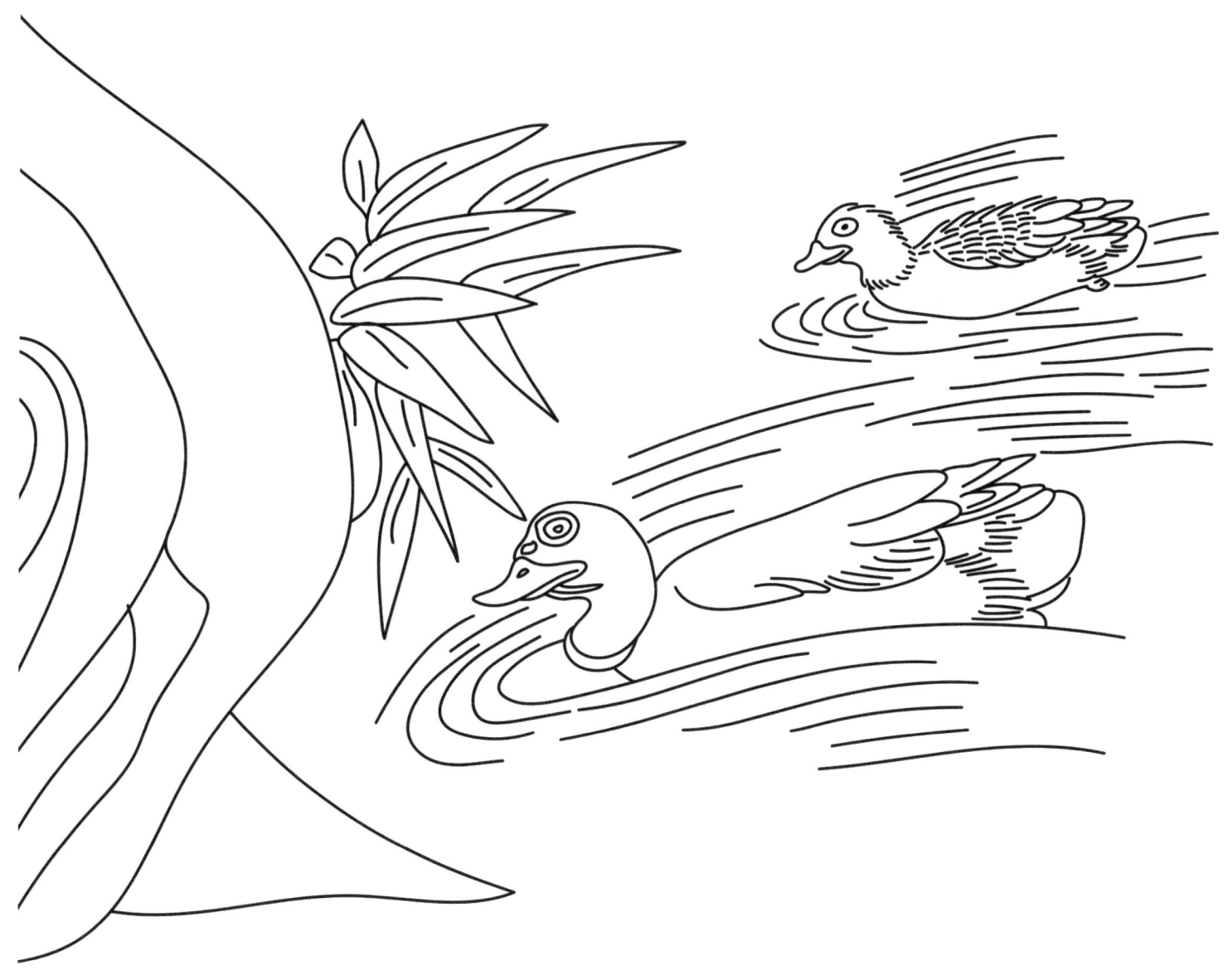

 # 원추리·금낭화

원추리·금낭화

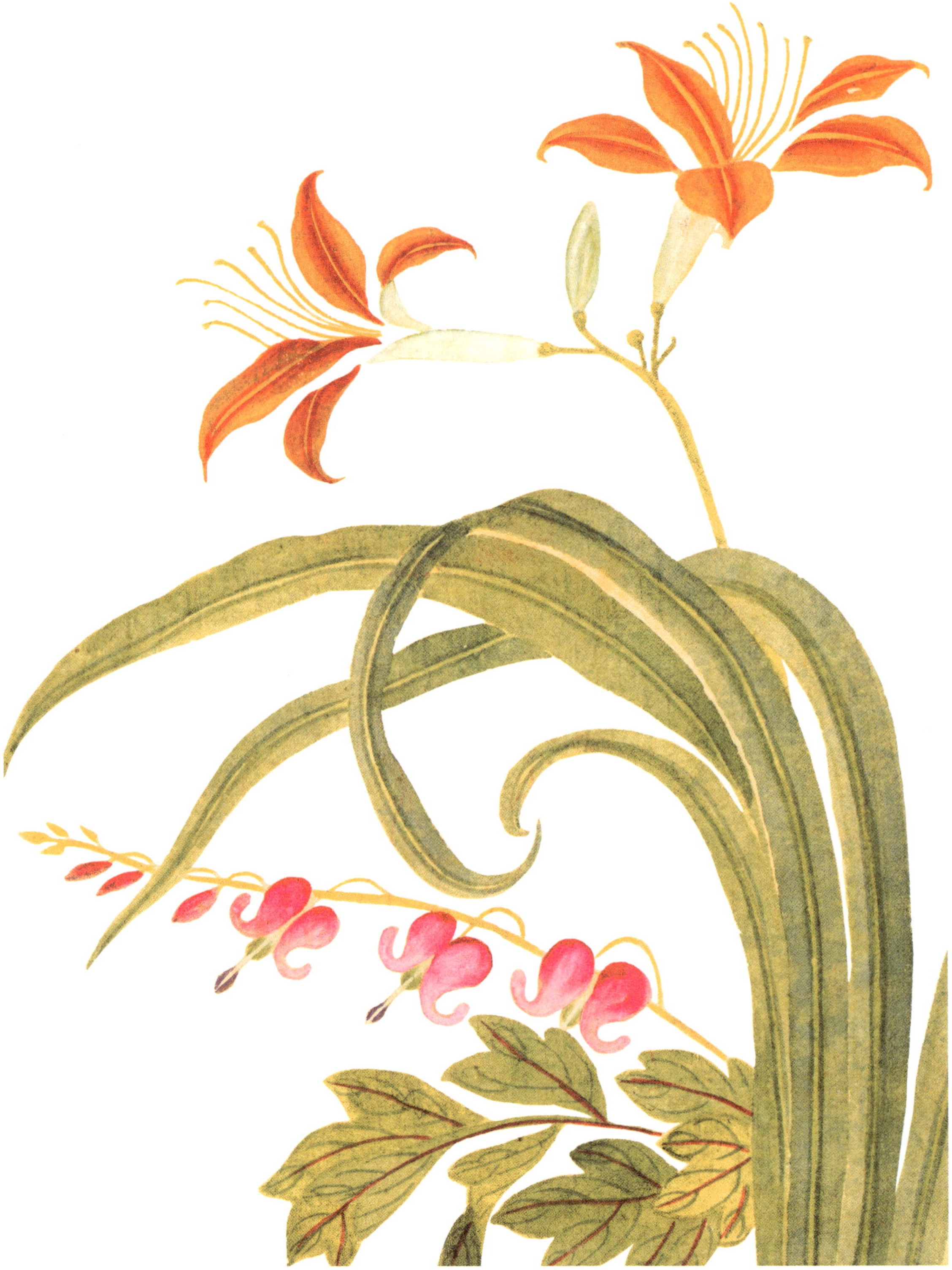

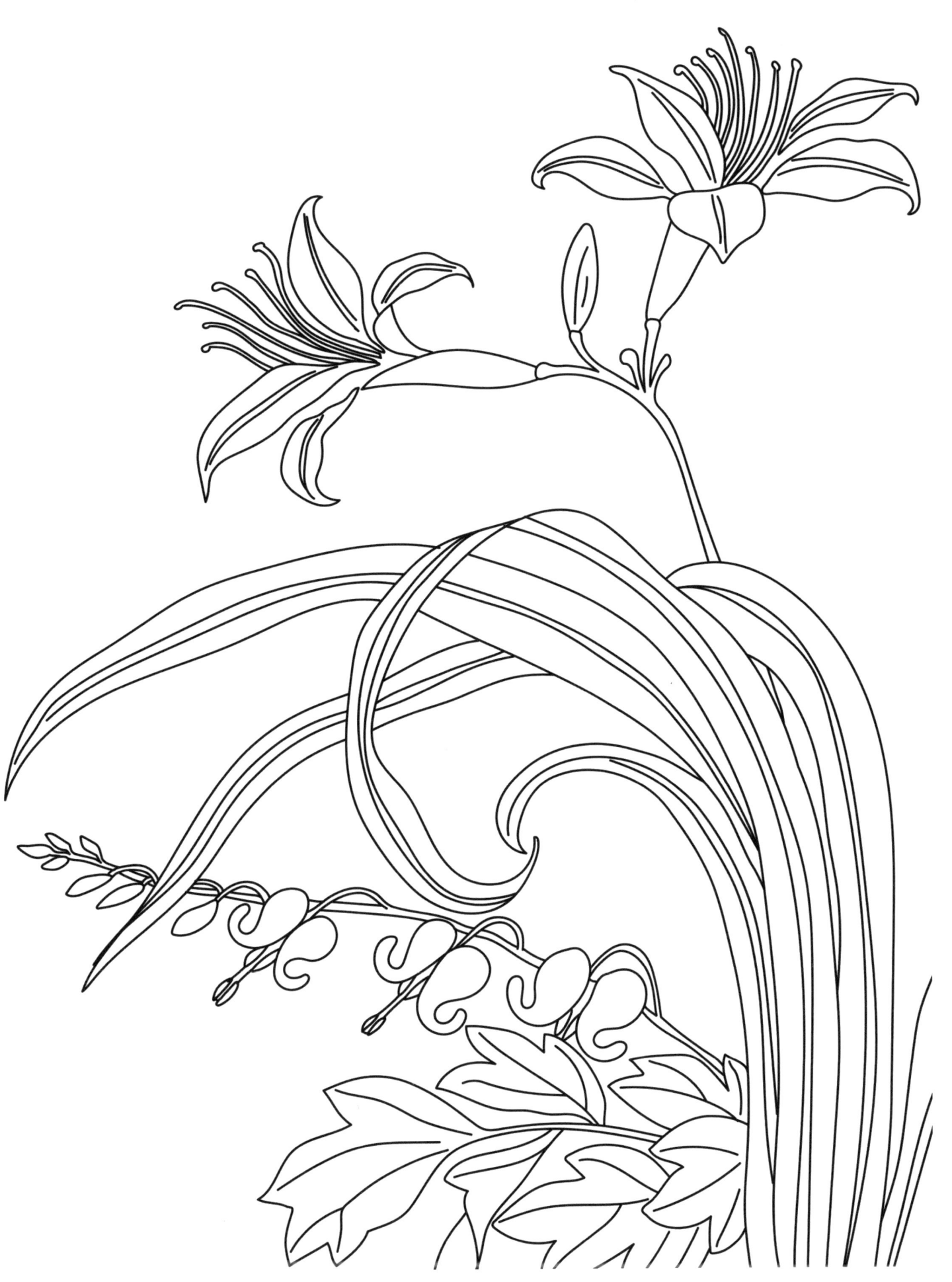

10 인삼

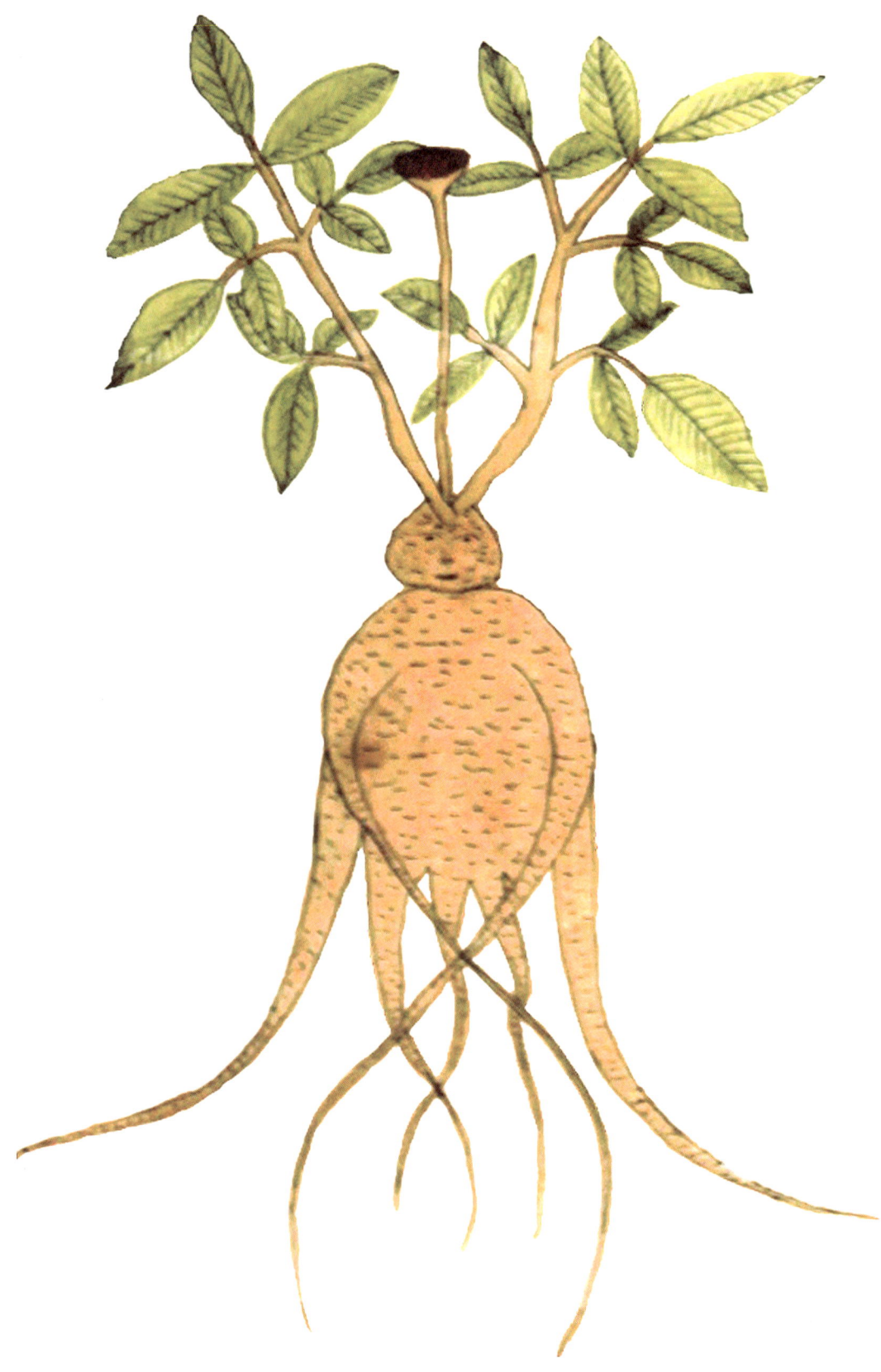

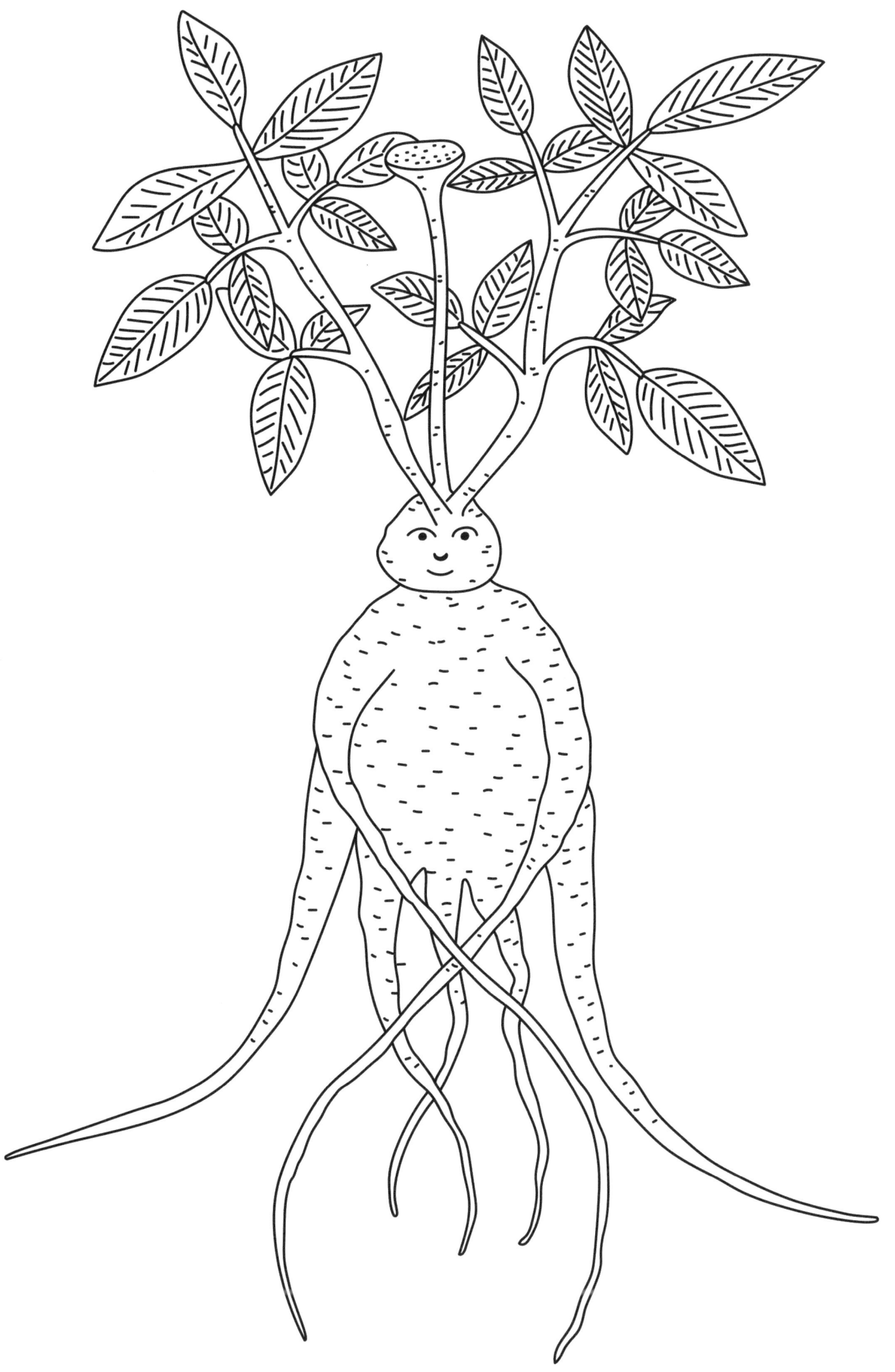

11 제비

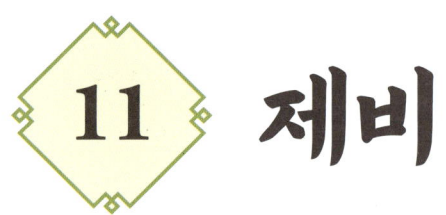

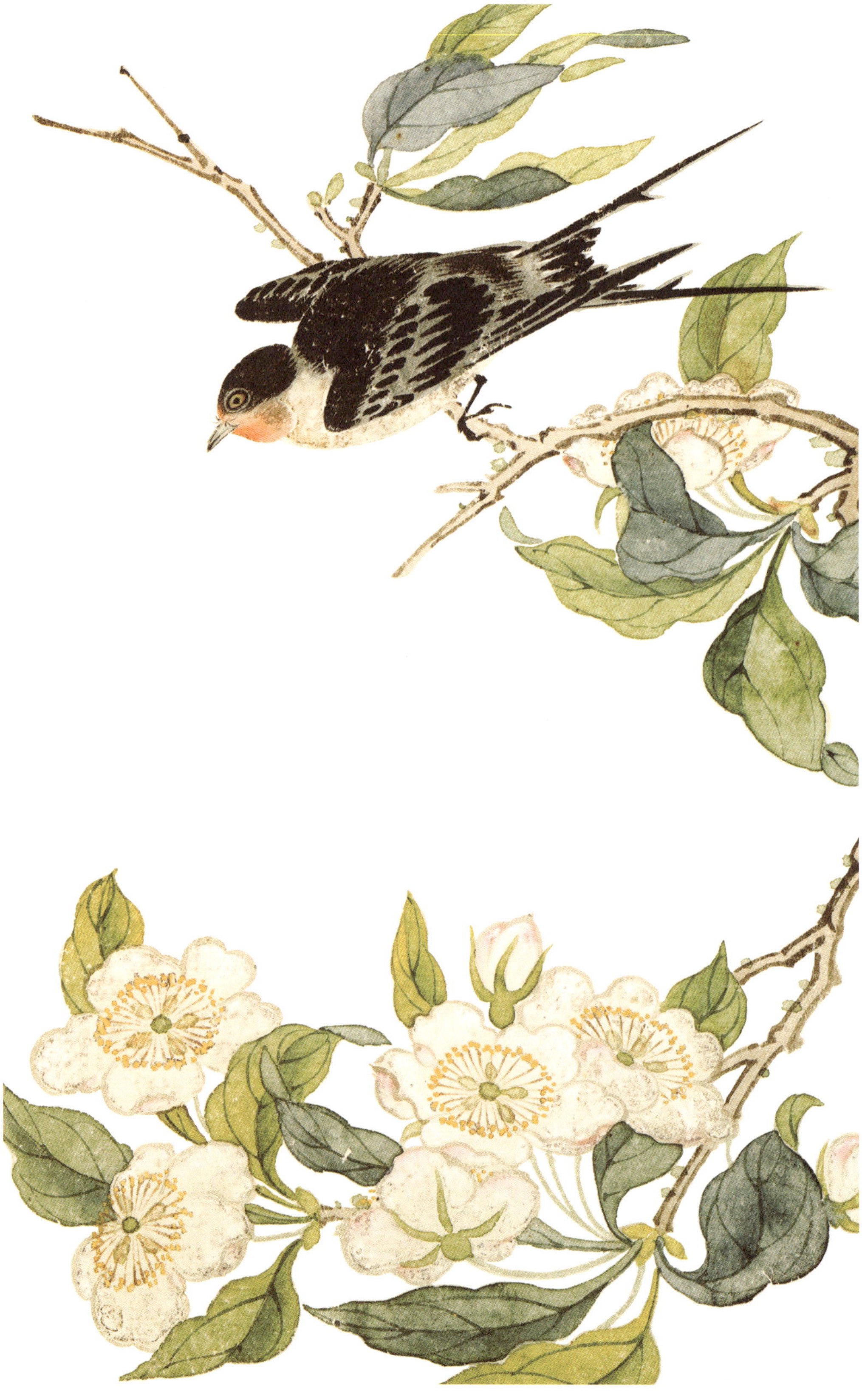

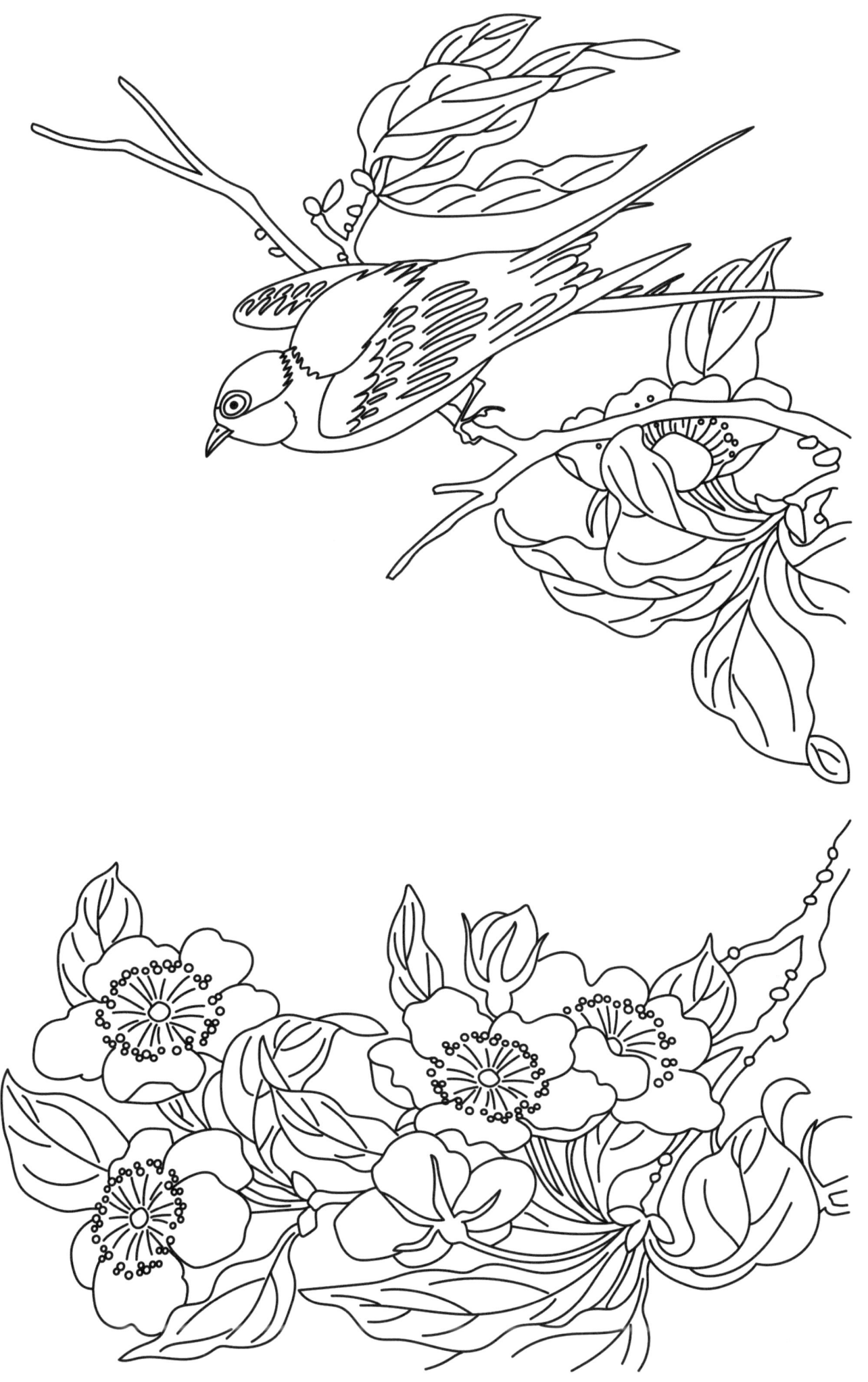

12 조롱이

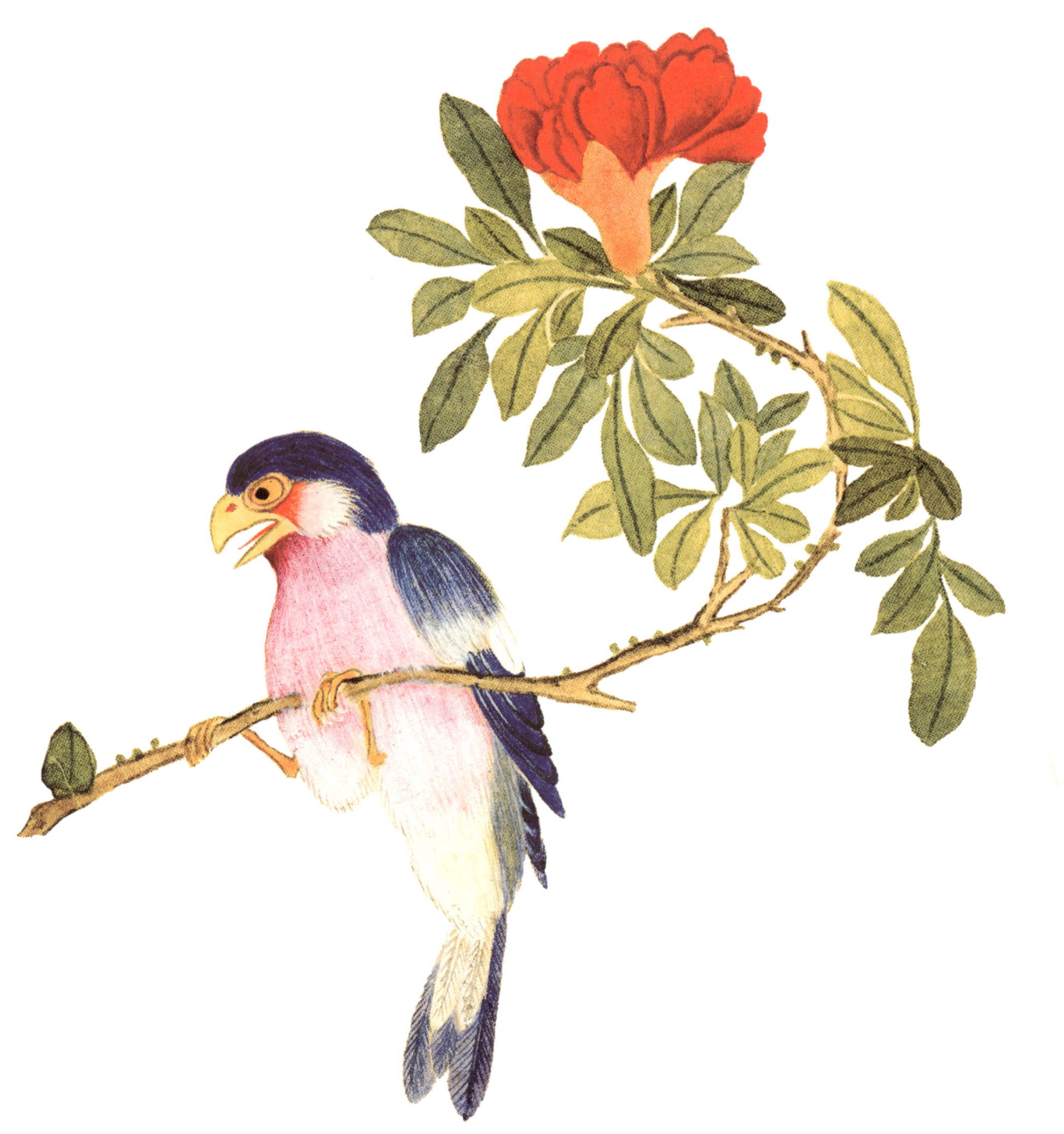

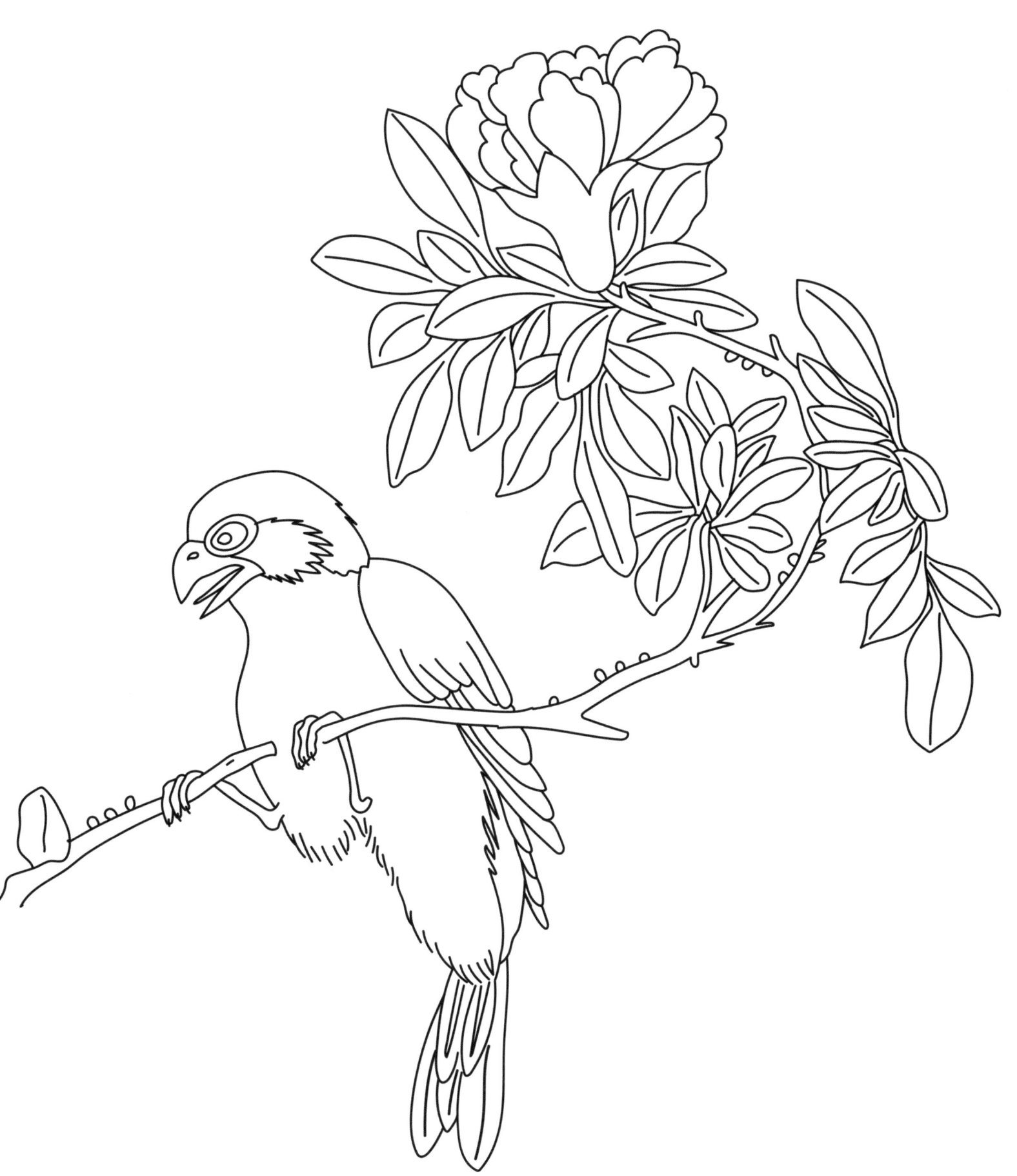

13 사슴

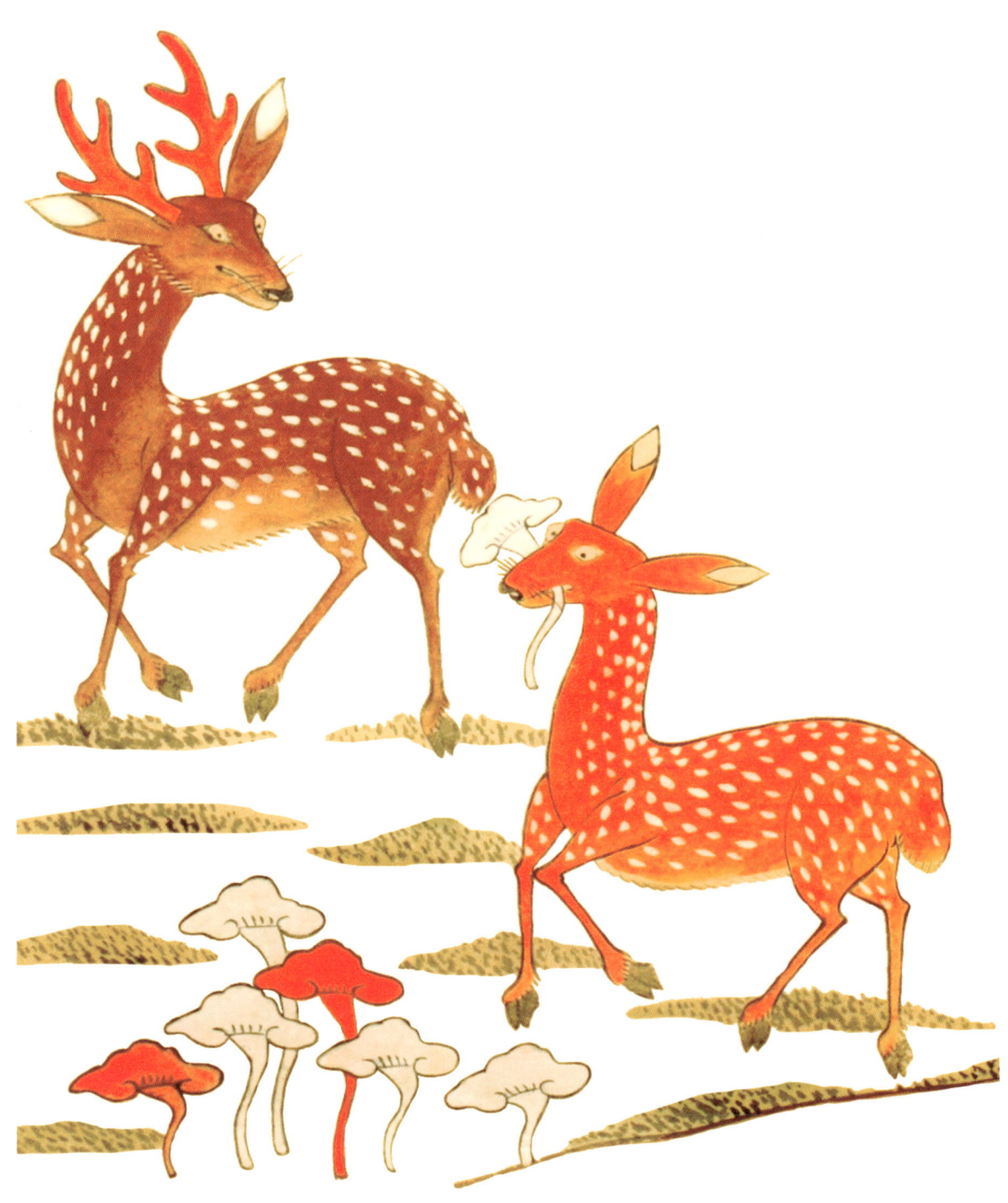

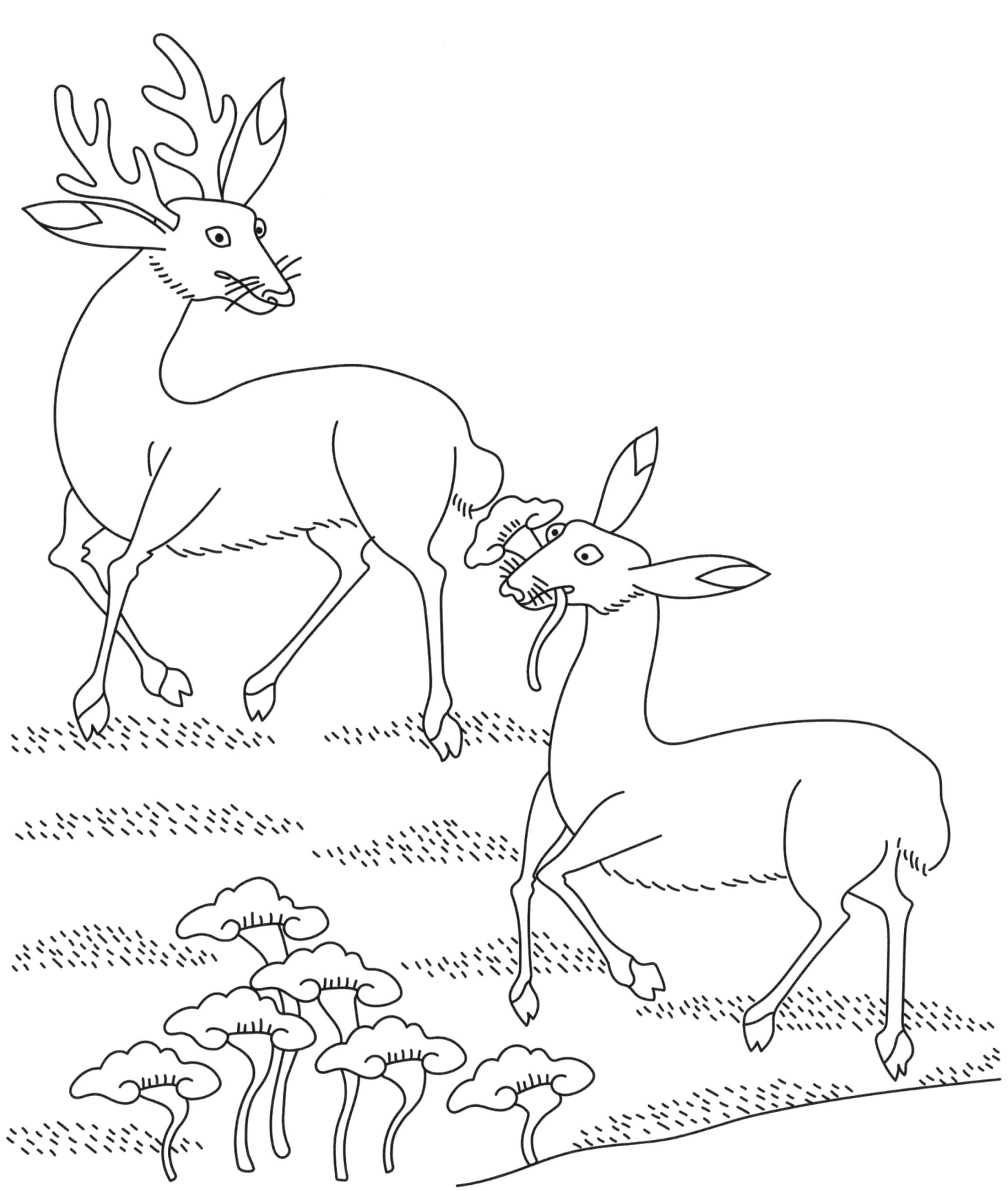

14 책가도

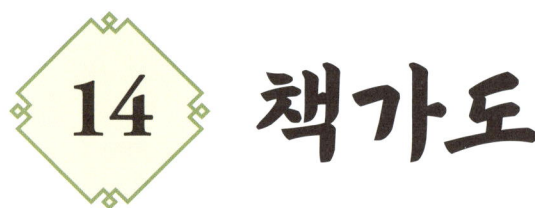

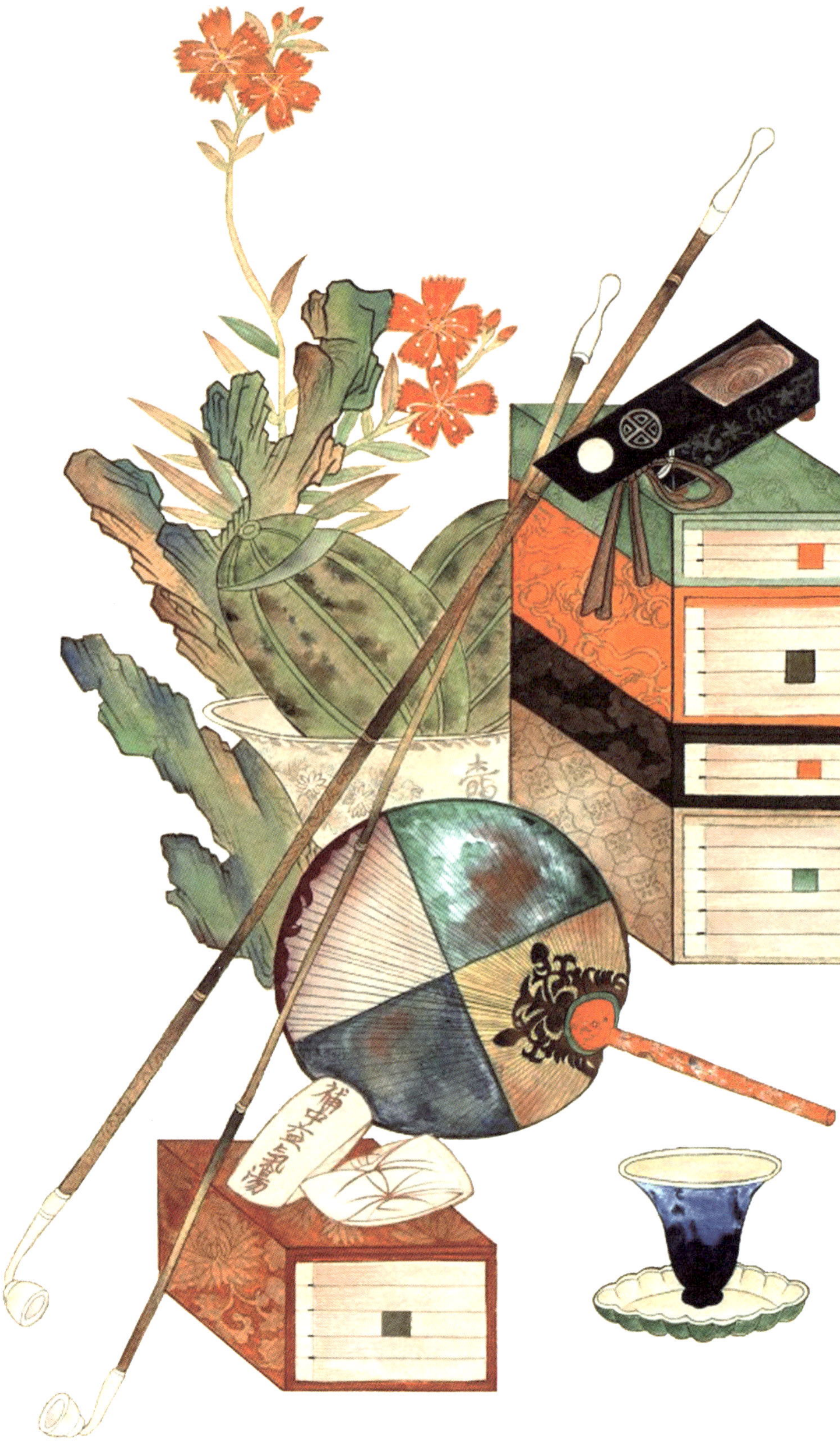

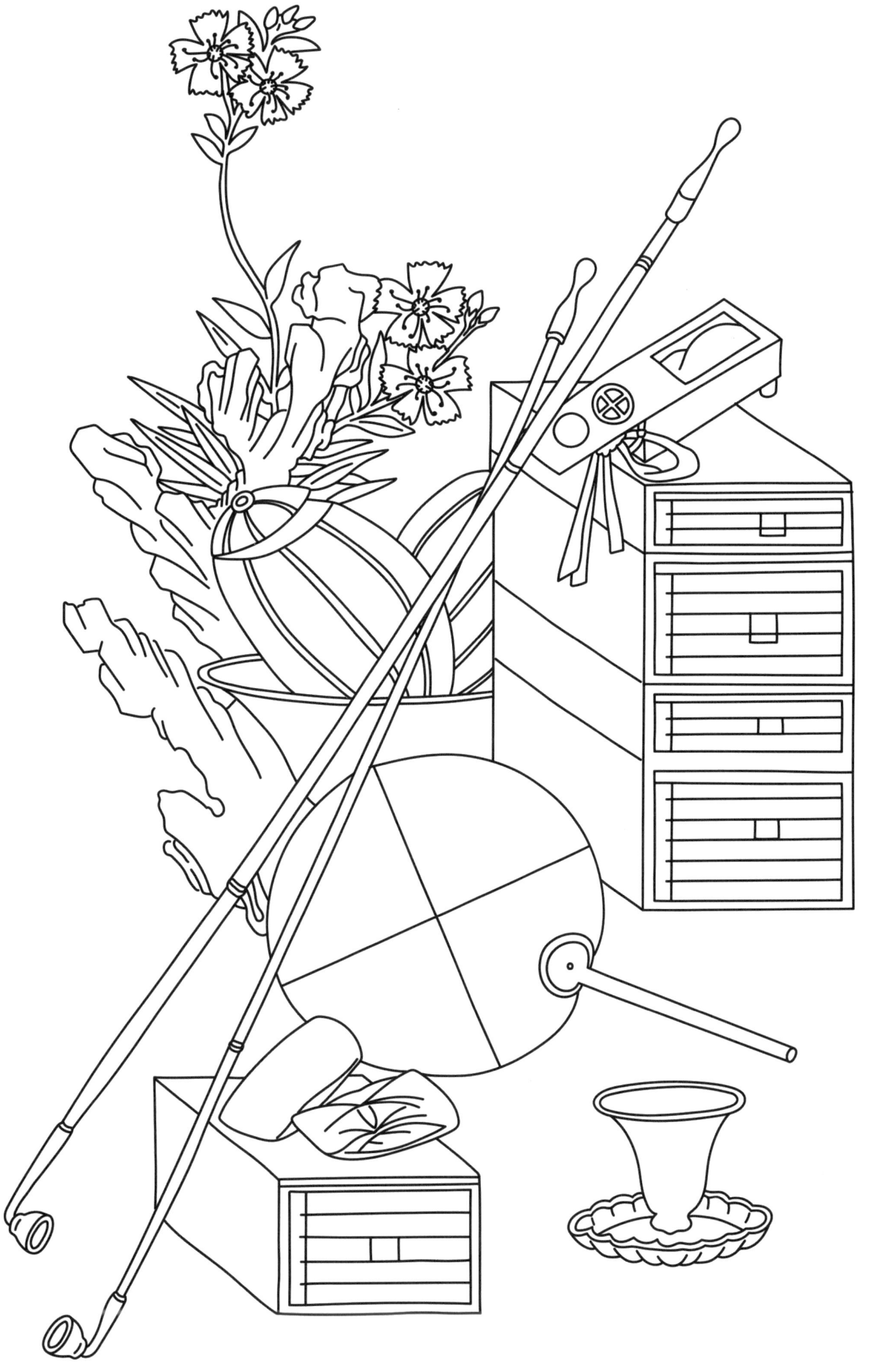

15 책거리와 석류

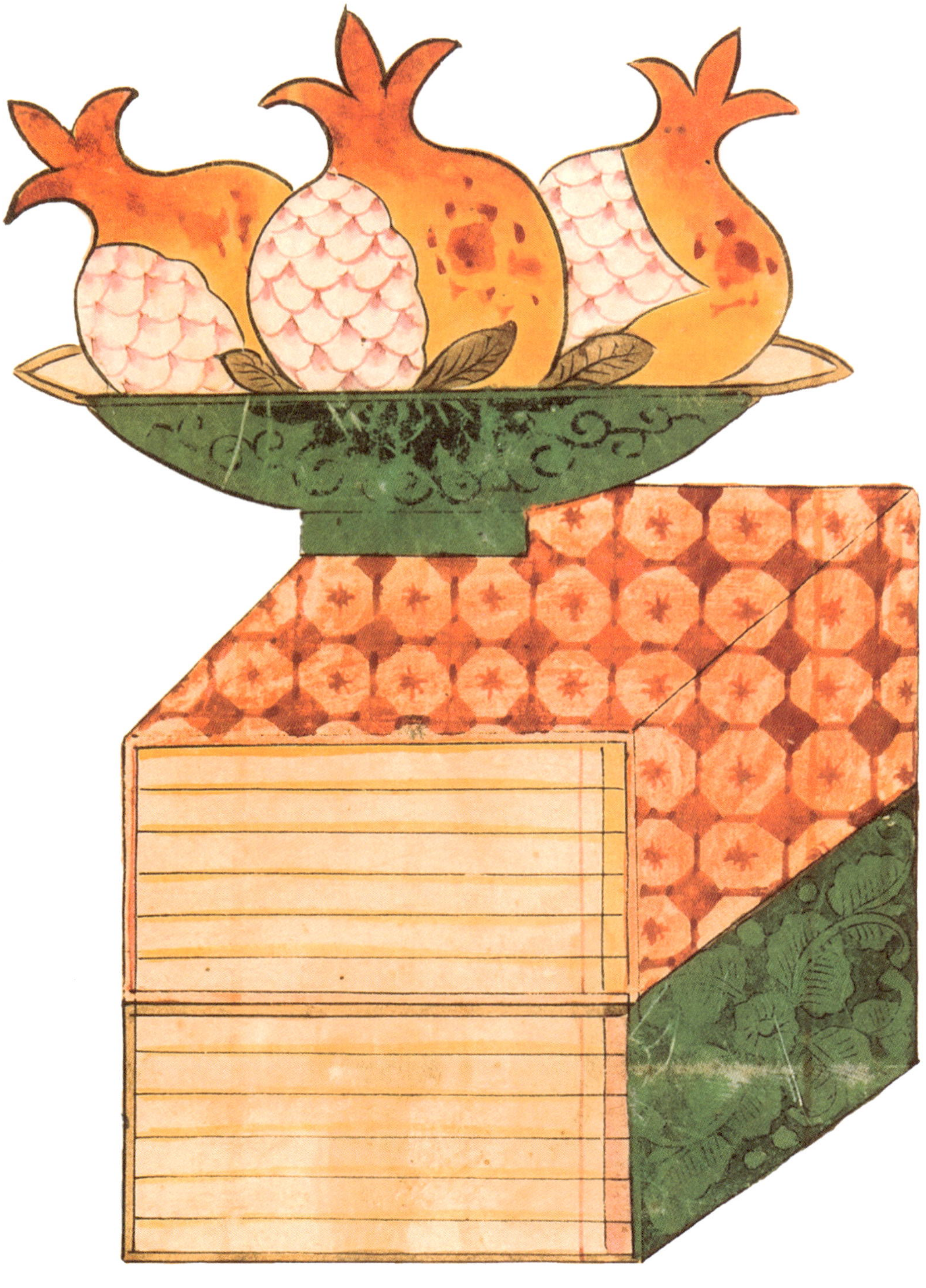

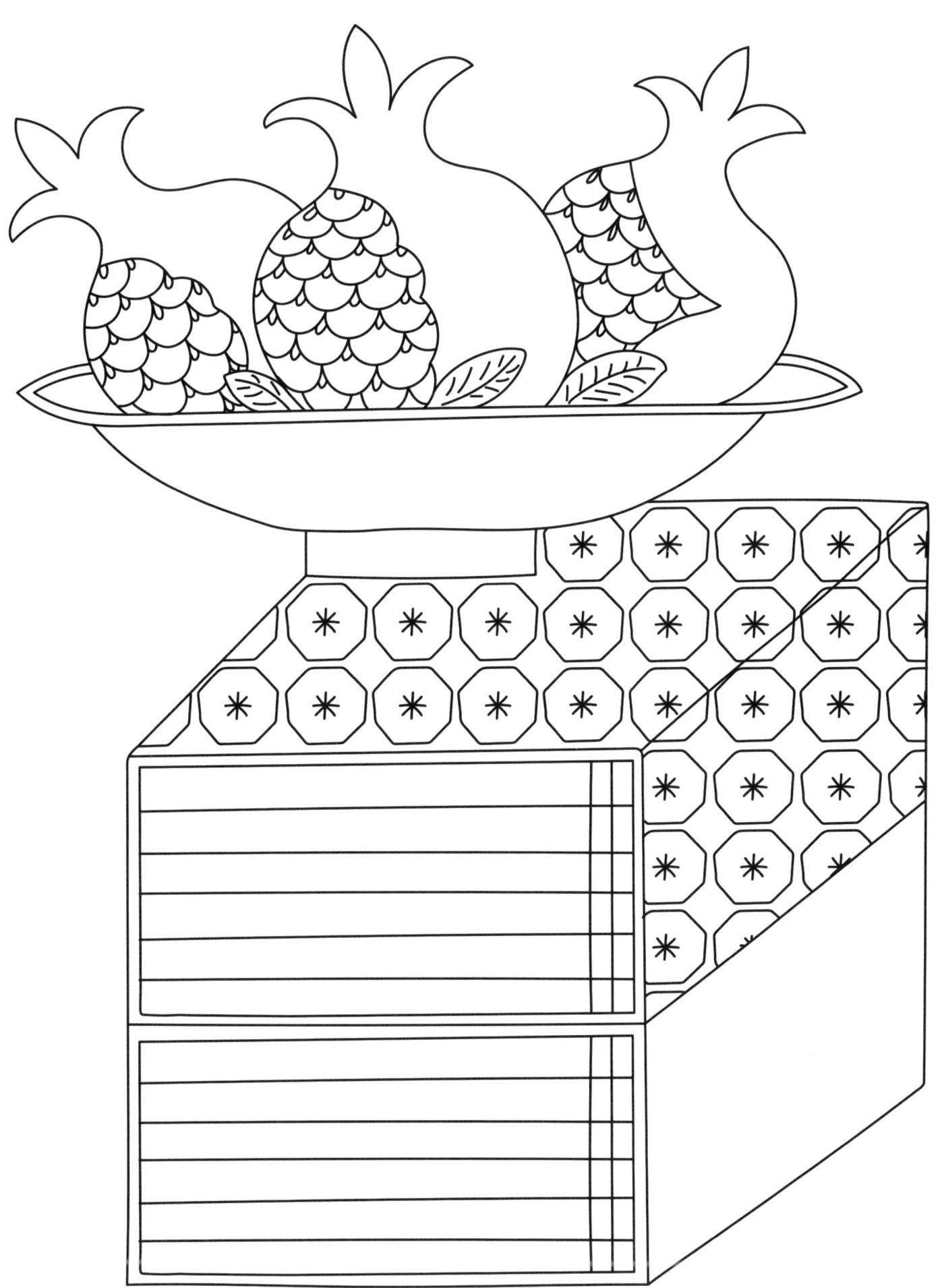

 # 패랭이꽃·국화

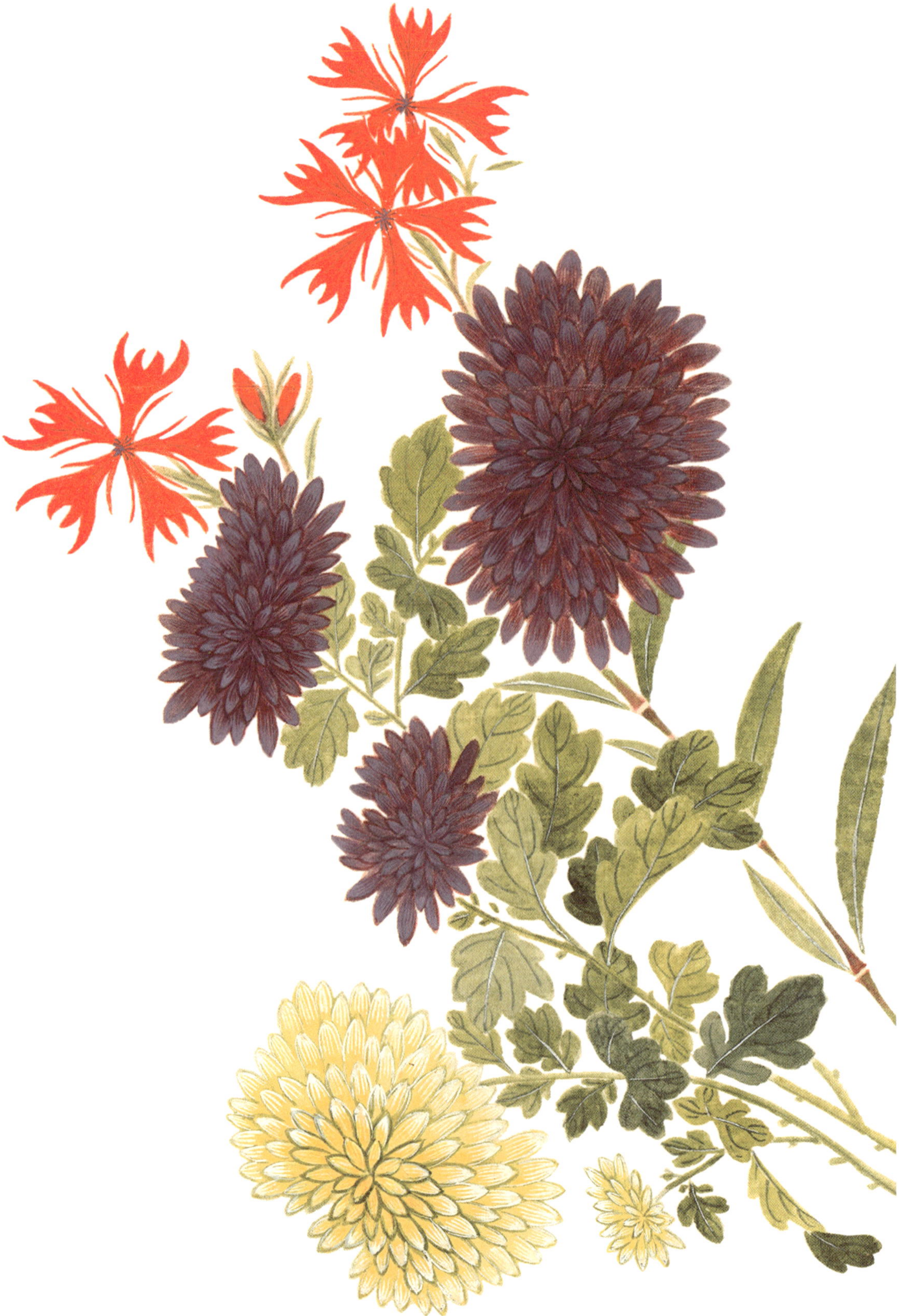

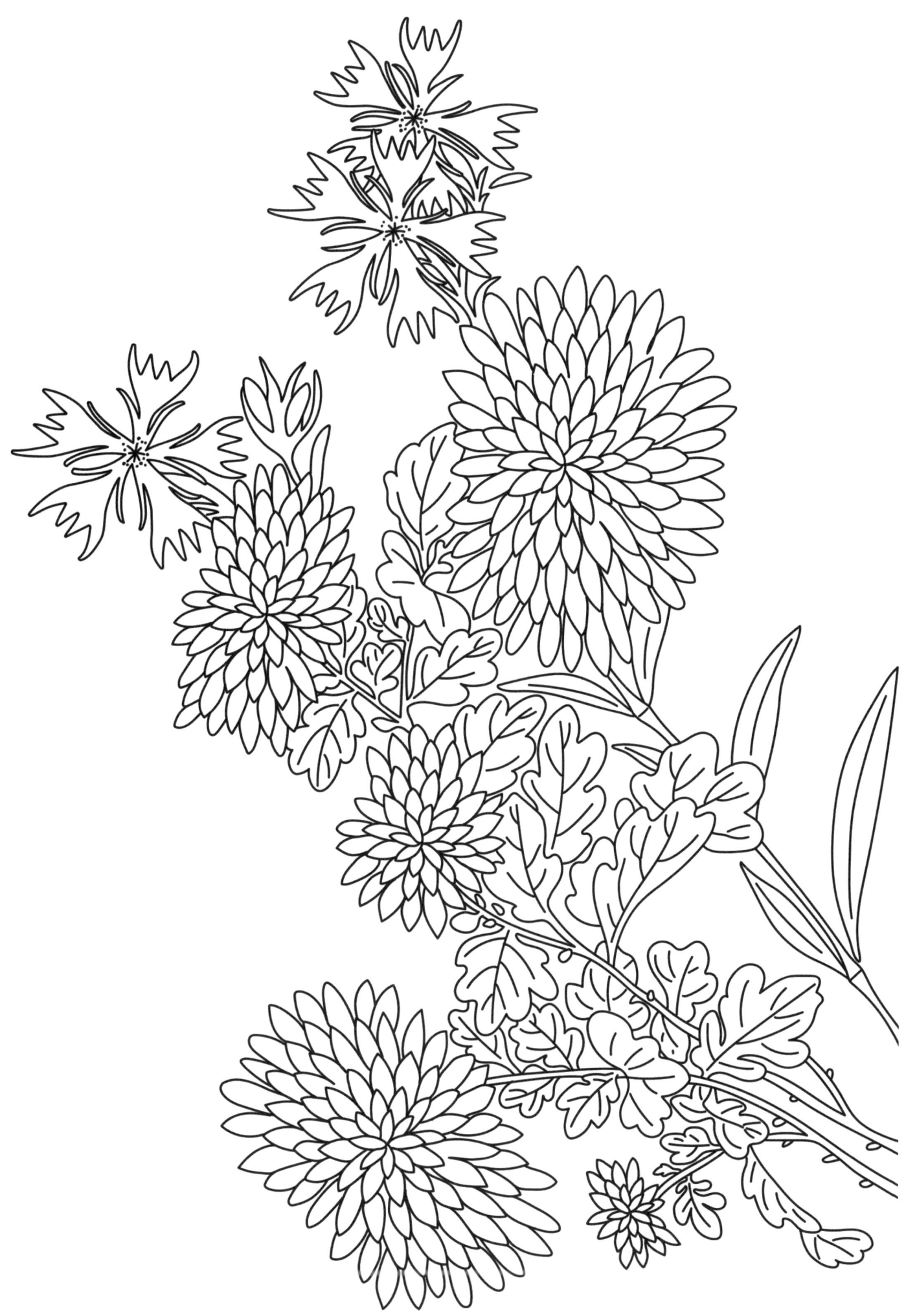

17 포도

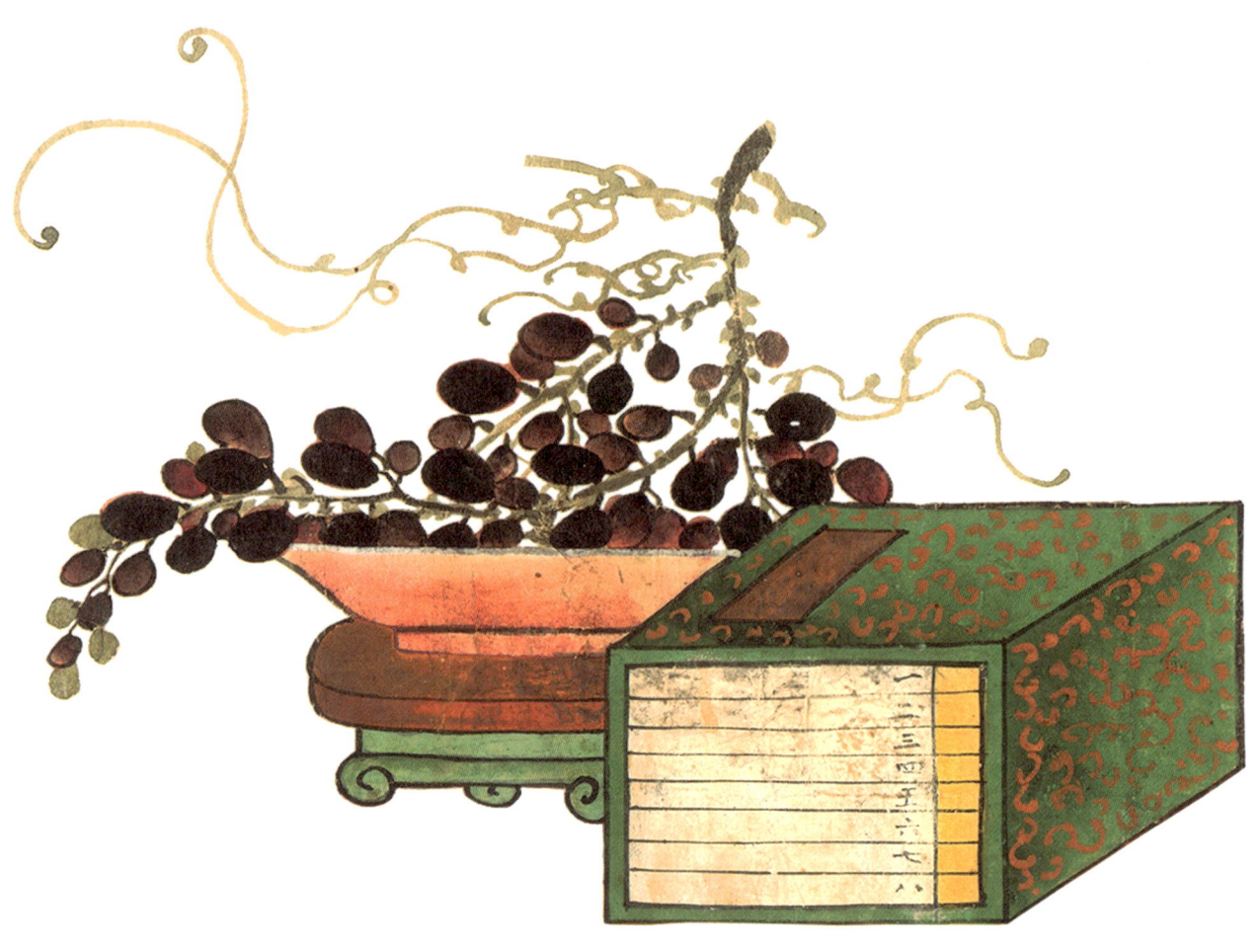

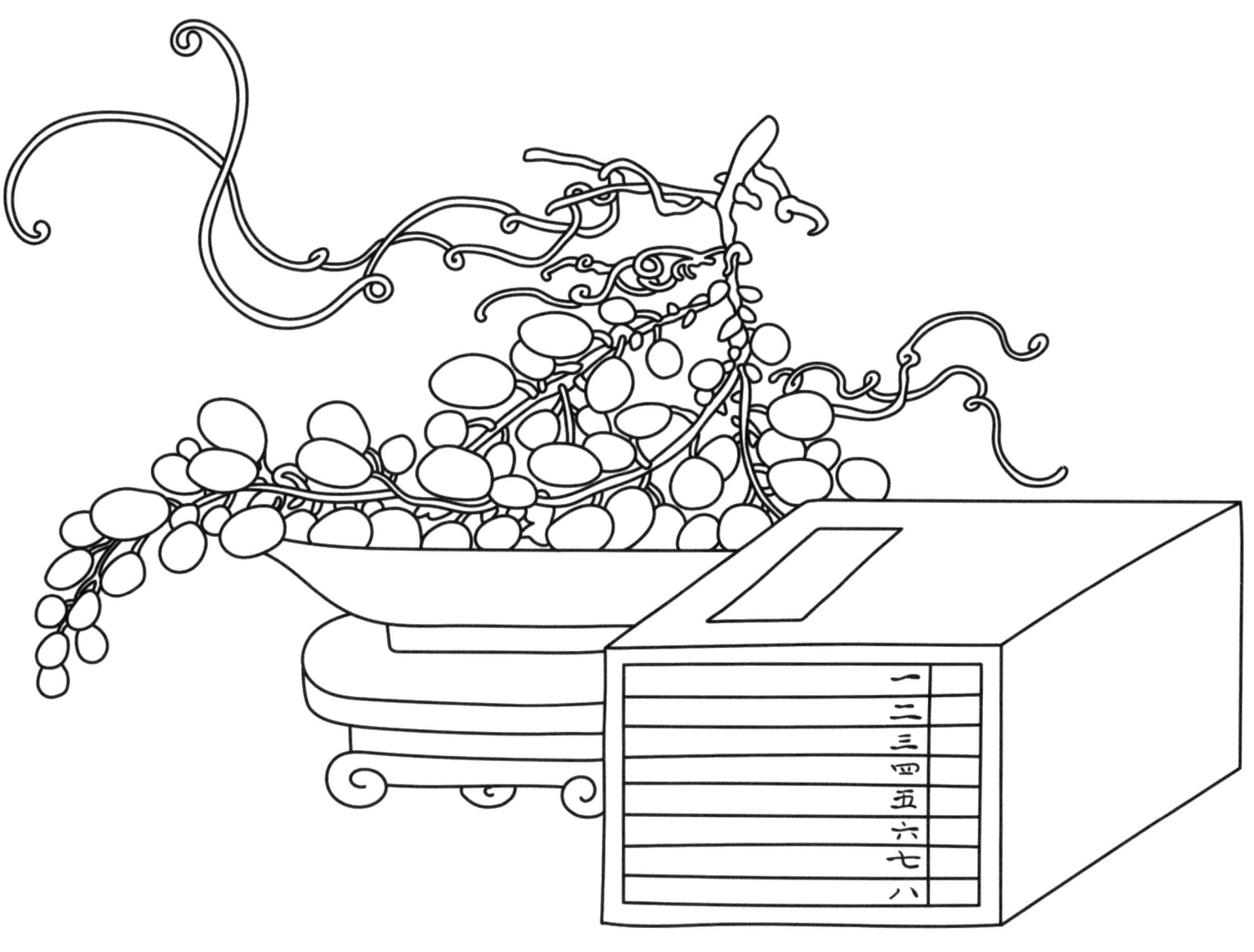

18 표범

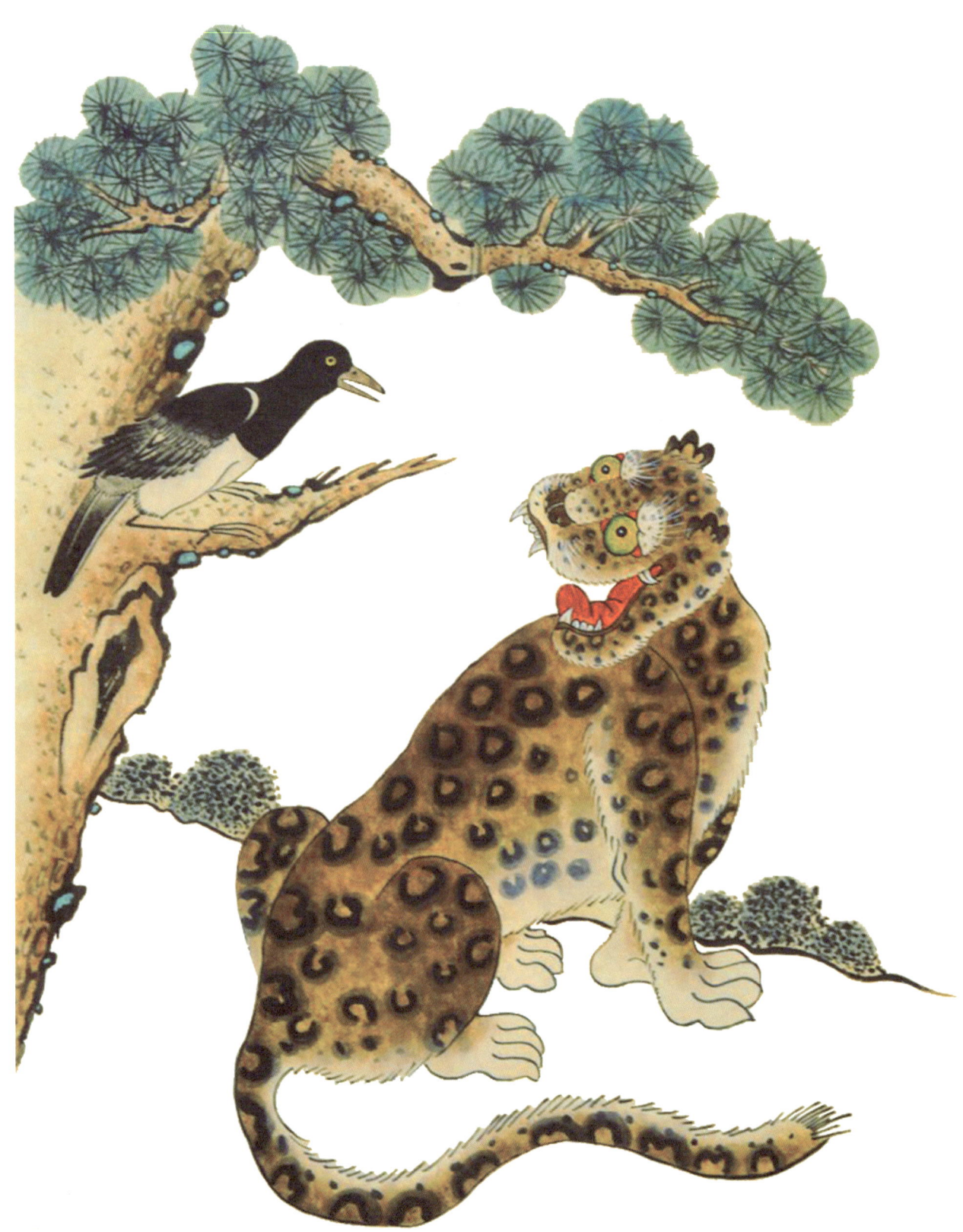

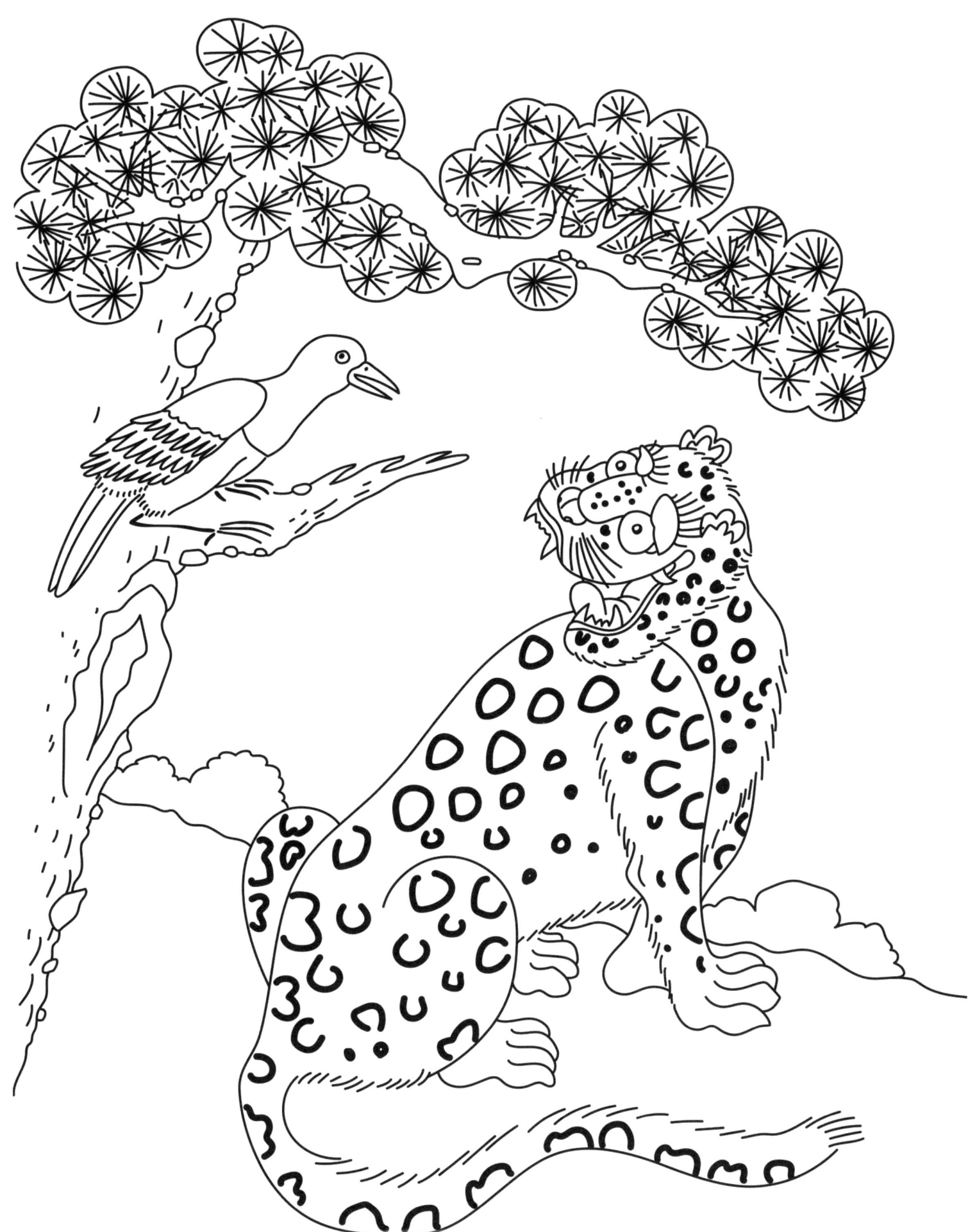

19 학·불로초

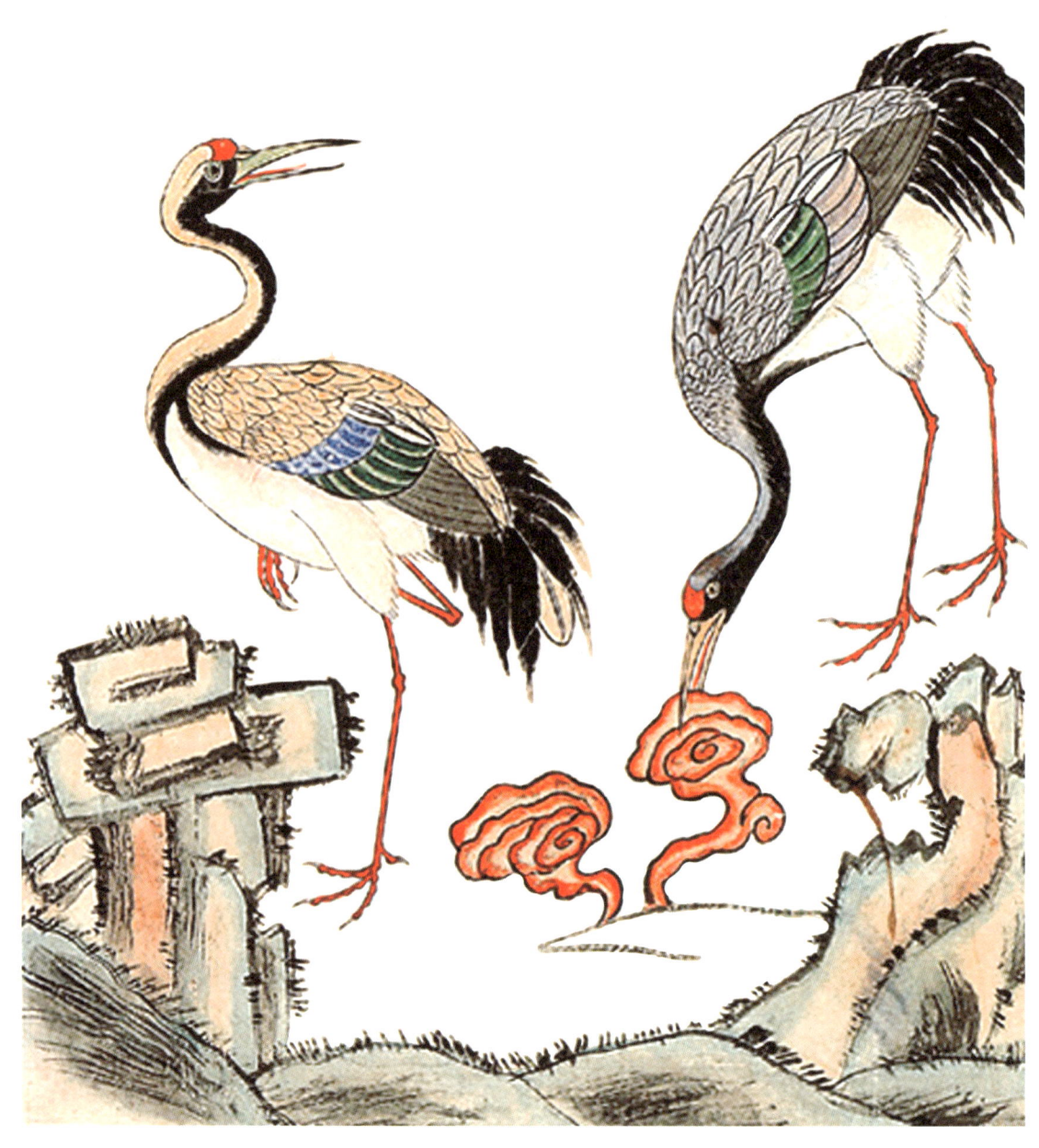

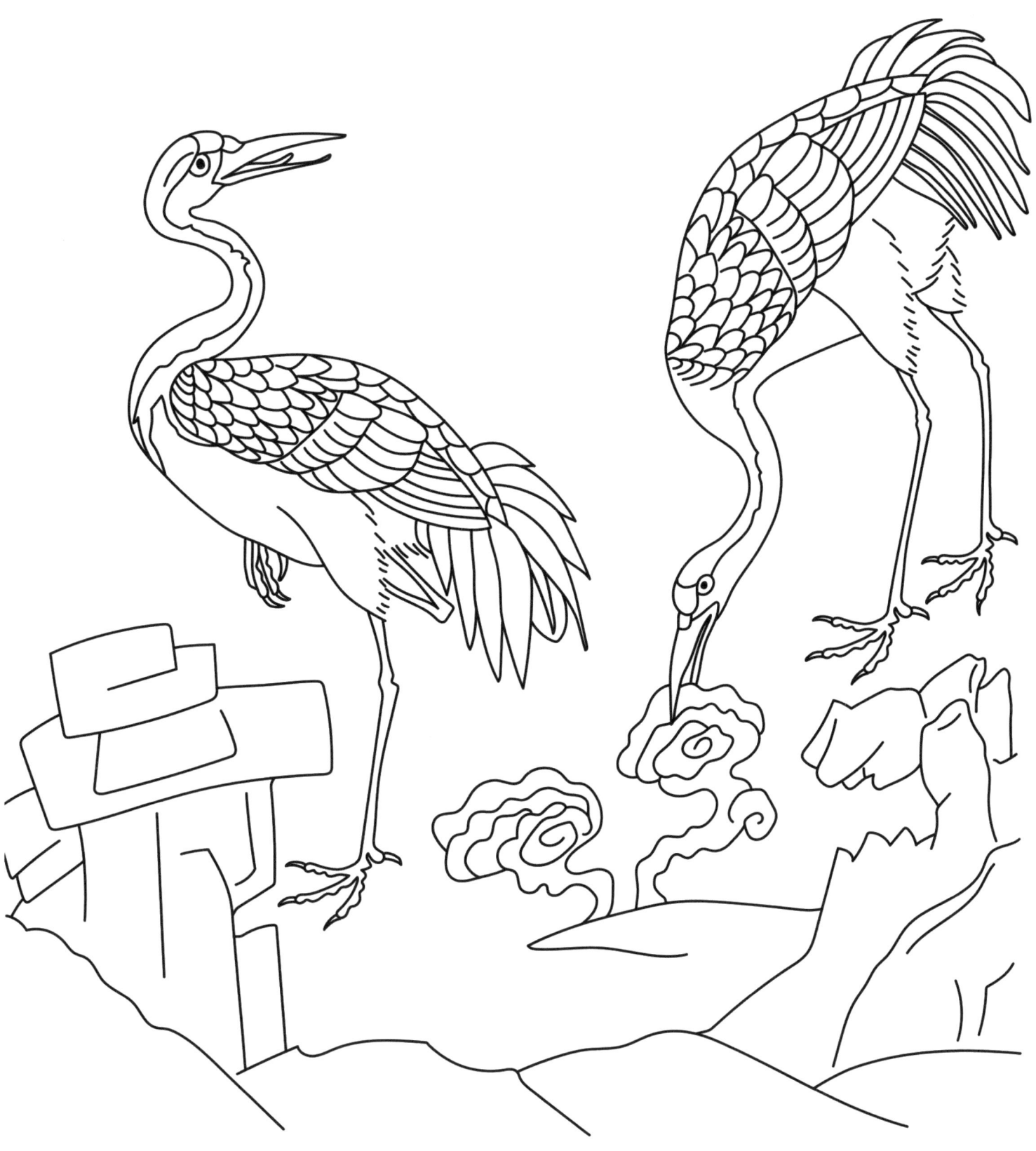

20 해바라기

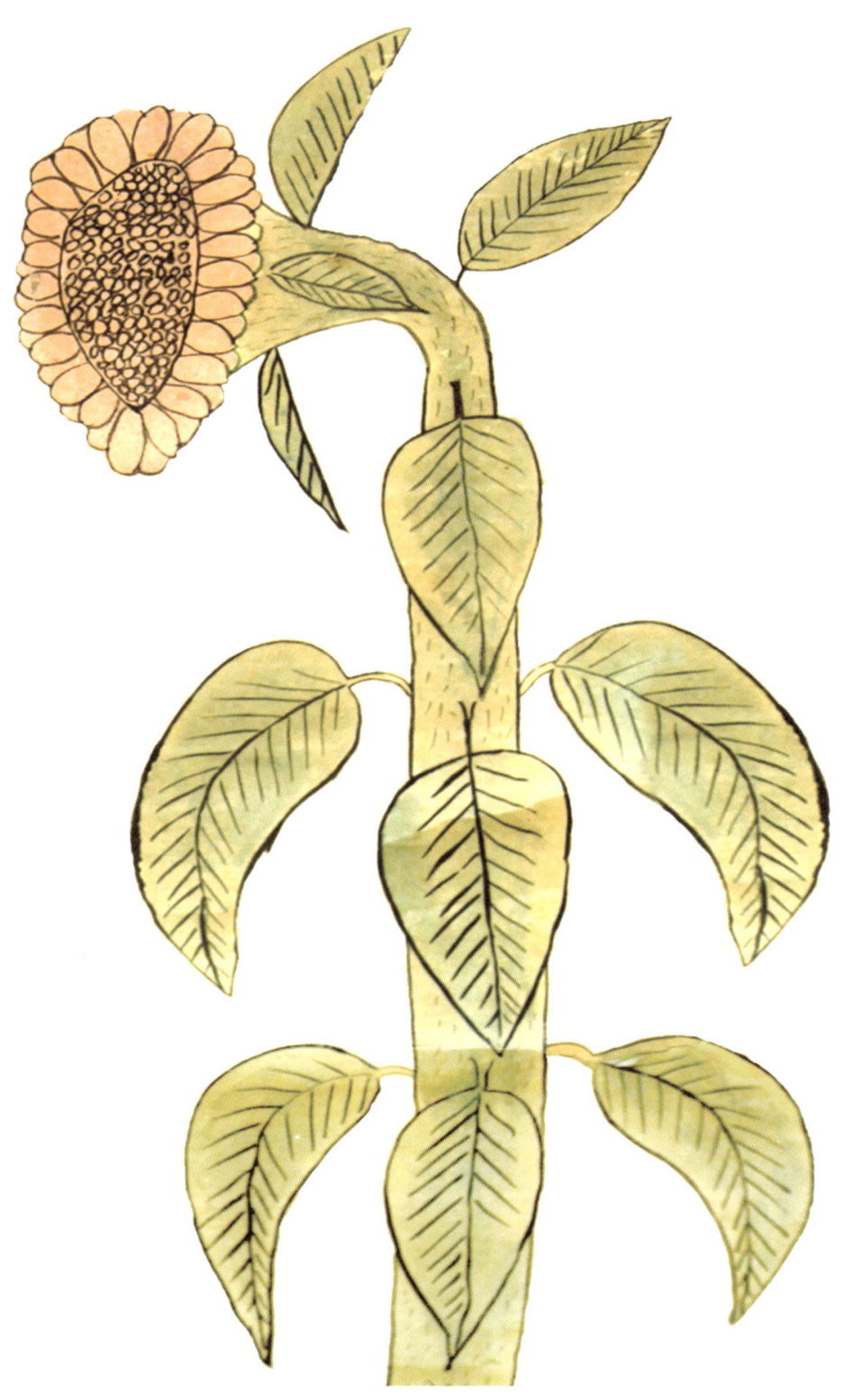

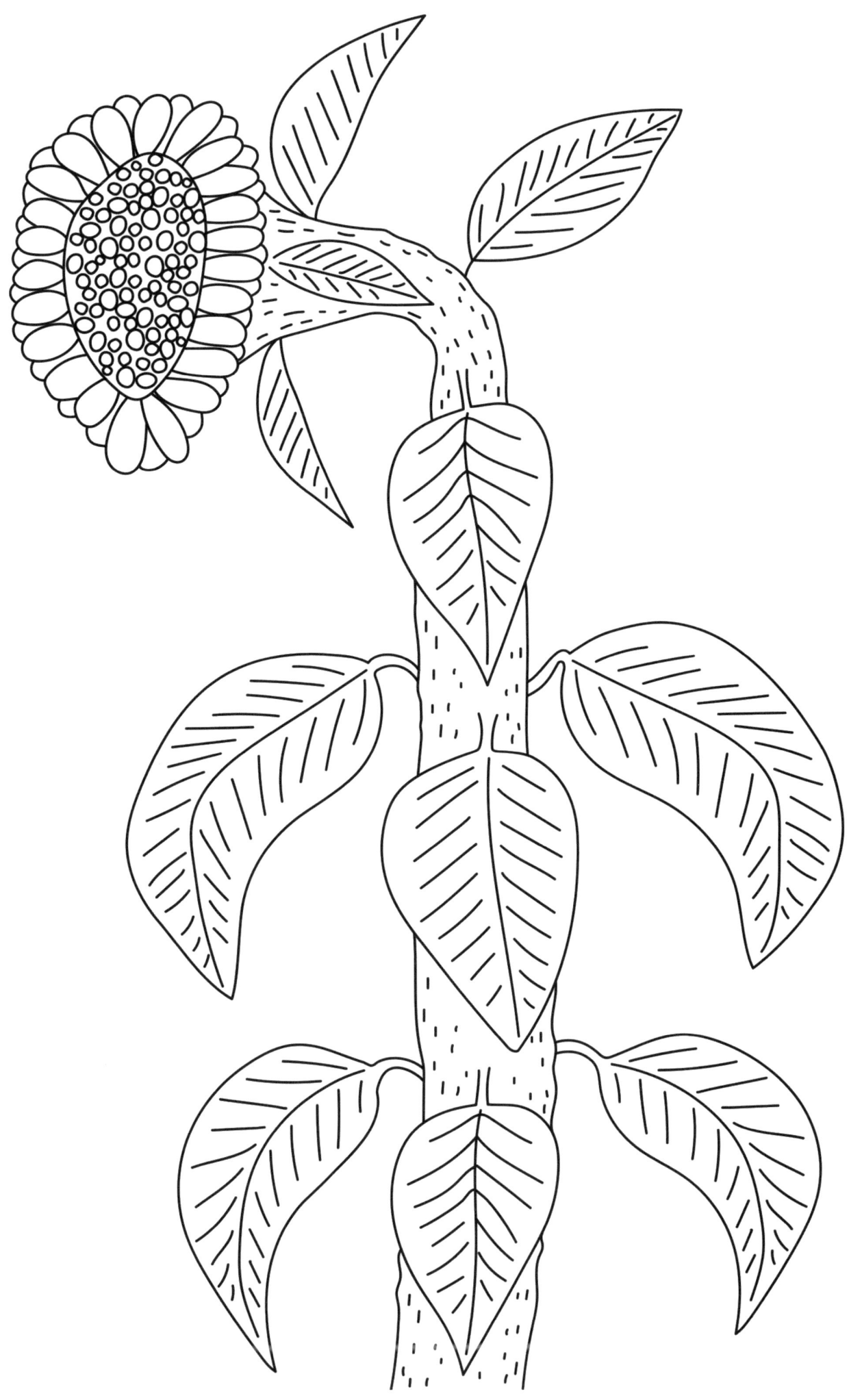

21 호랑이

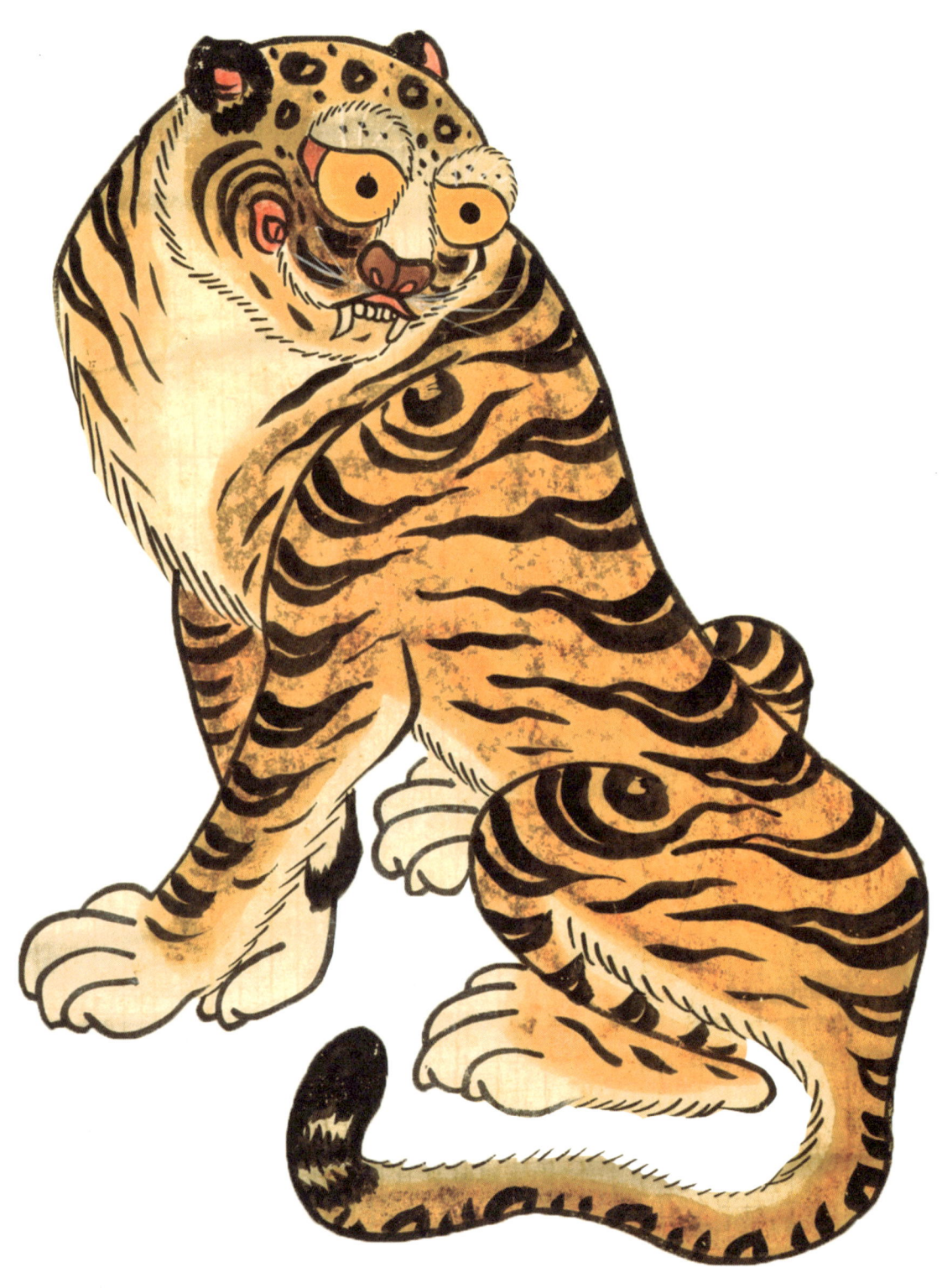

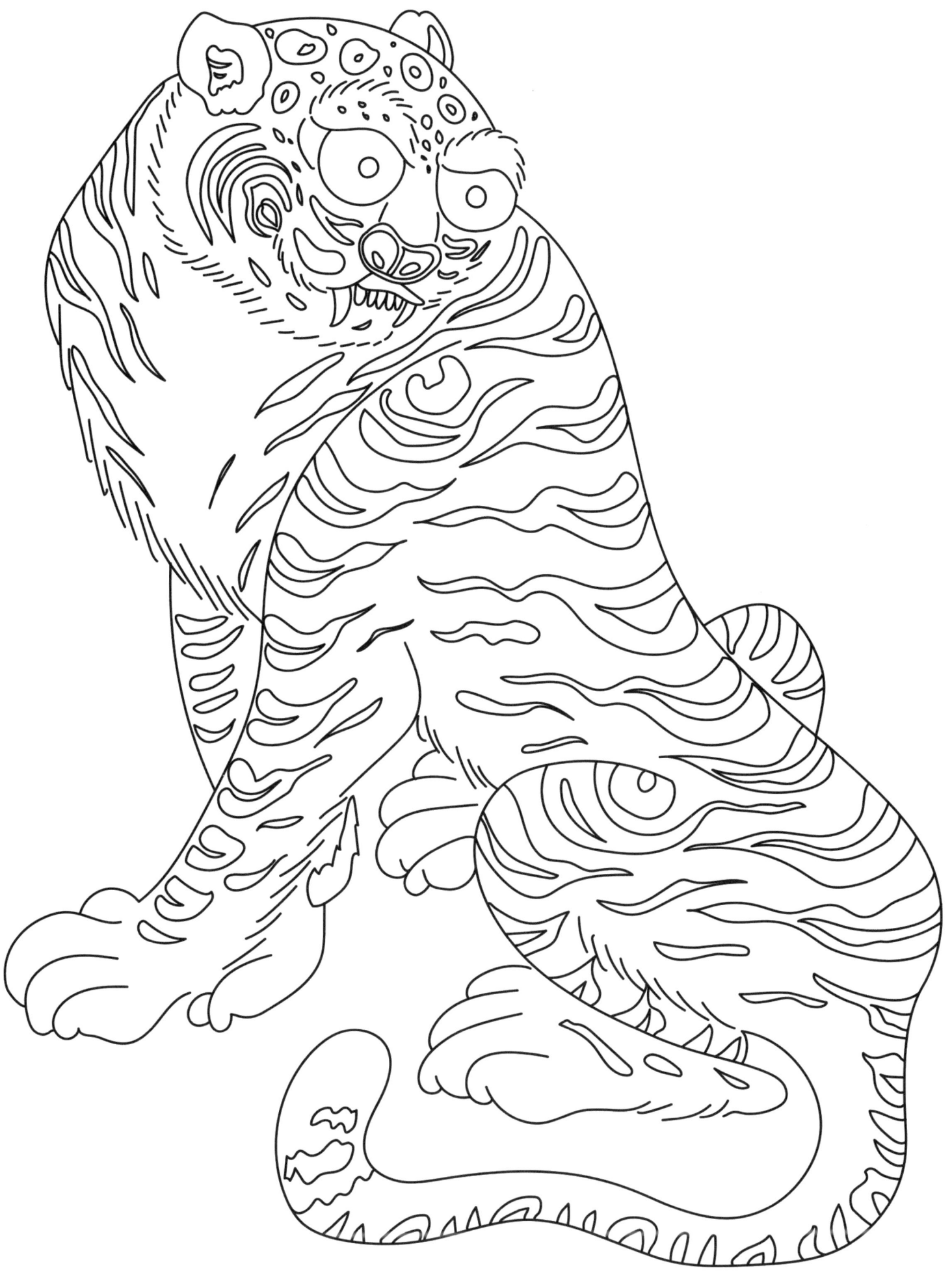

22 화병

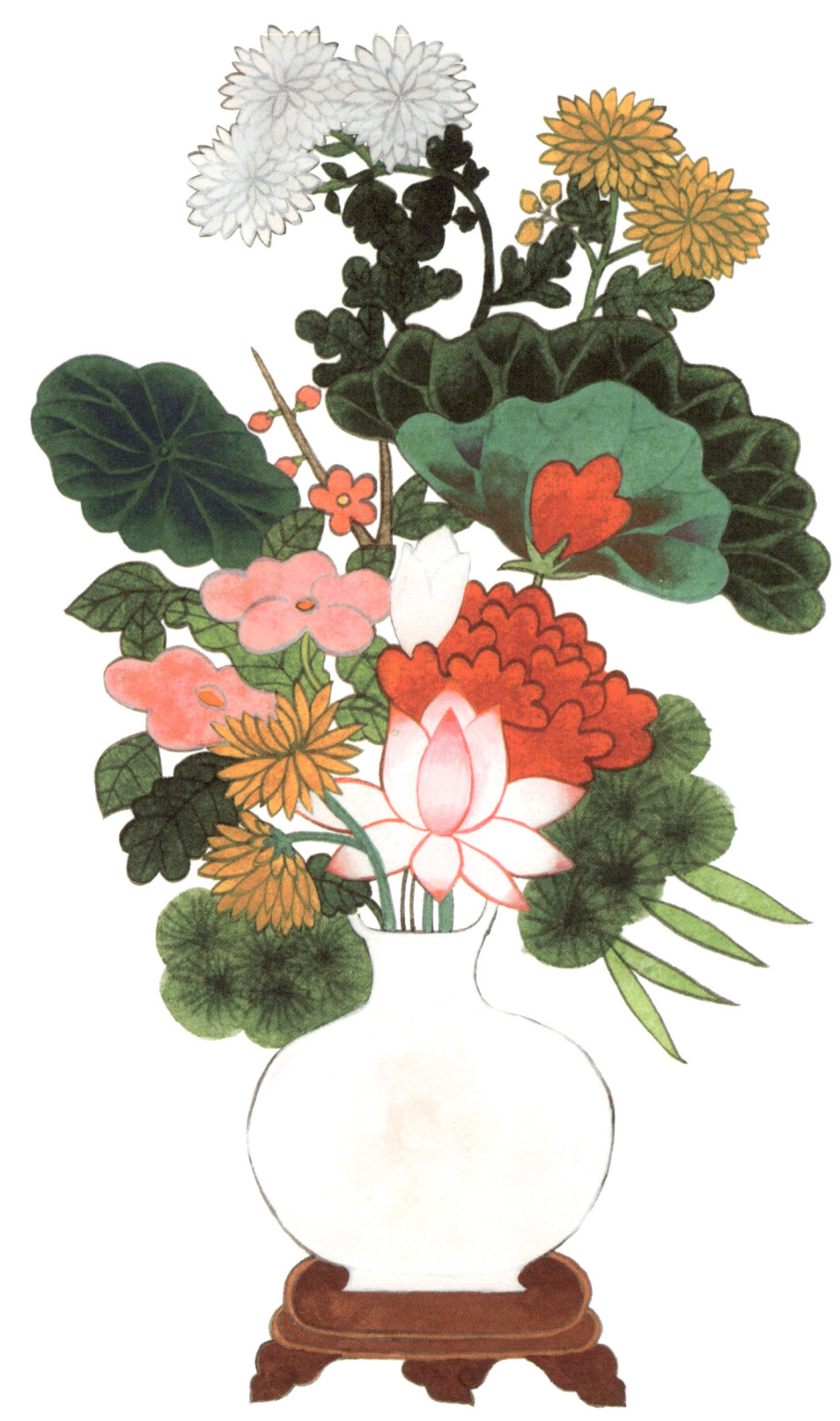

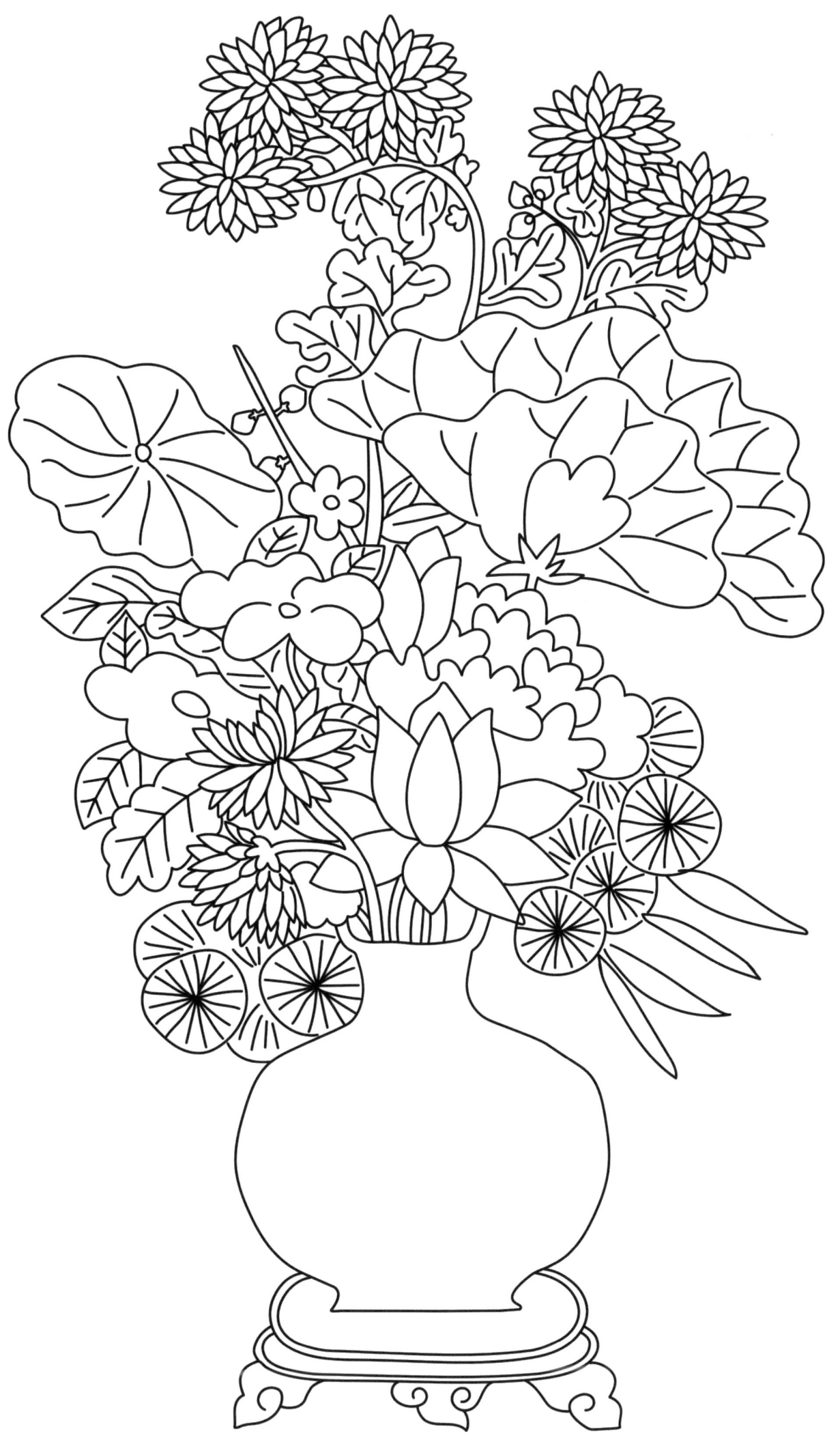

23 황촉규

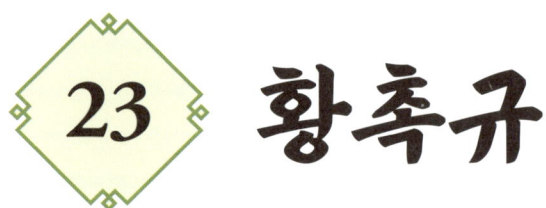

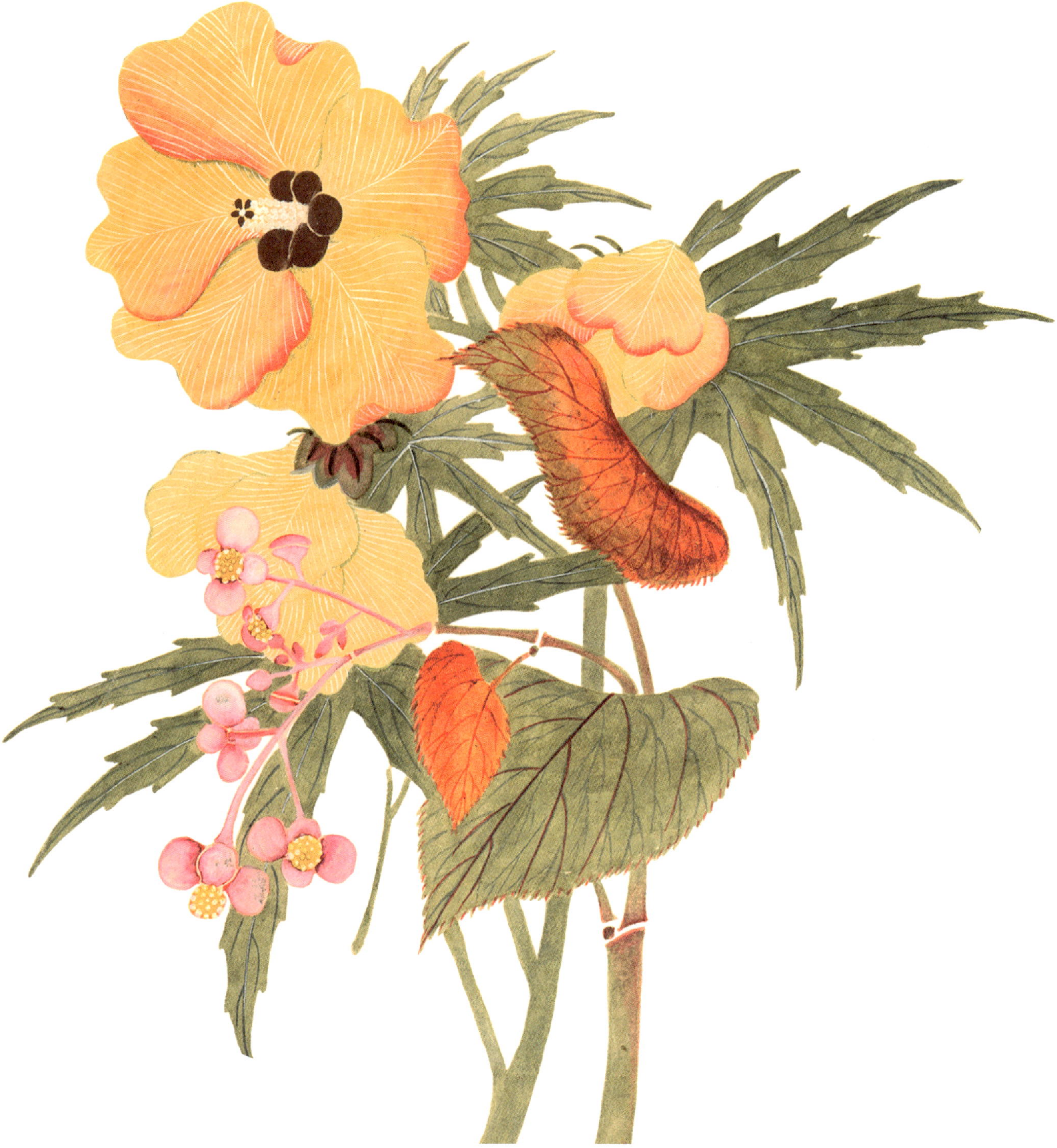

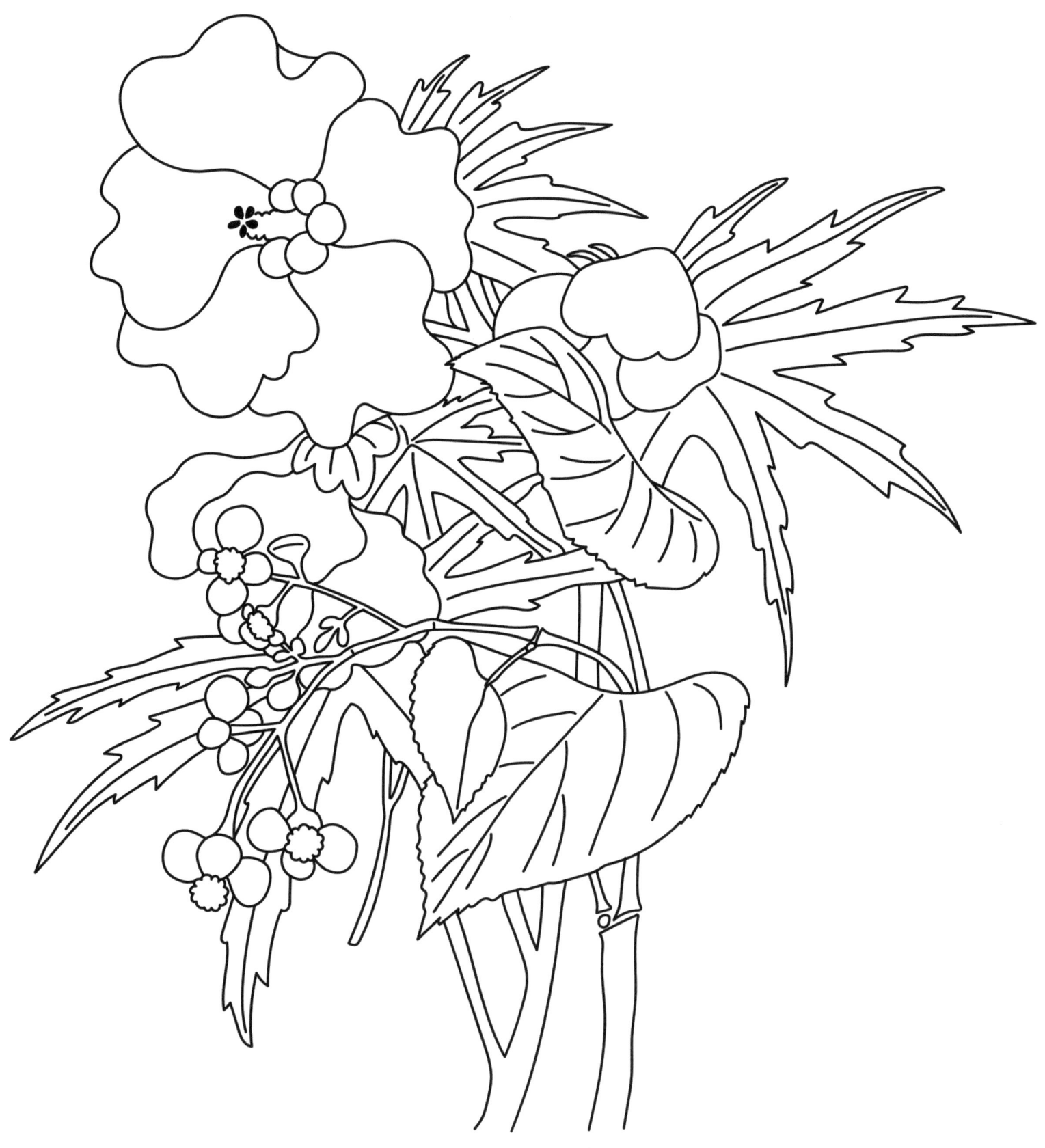

24 산수풍속도

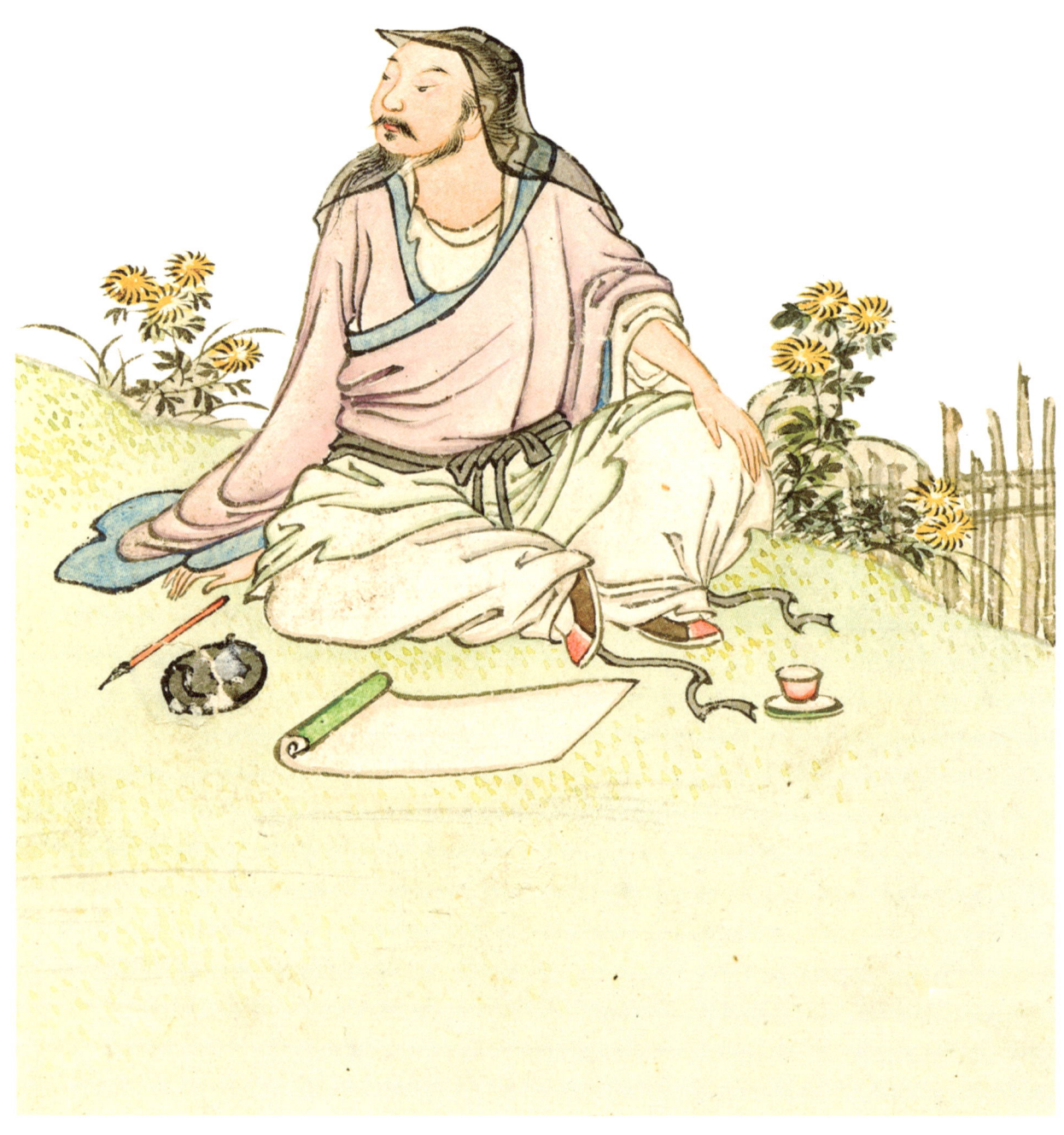

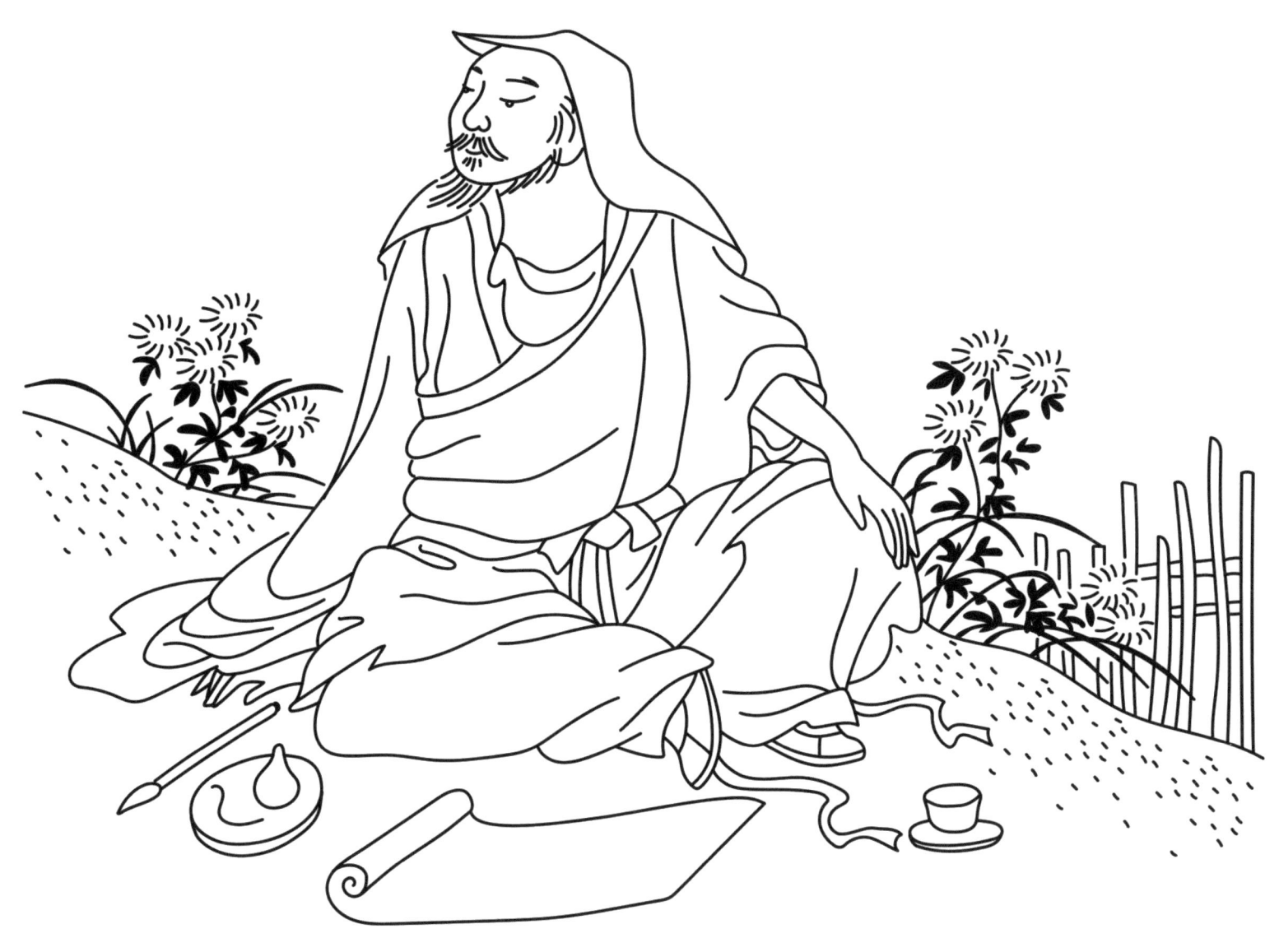

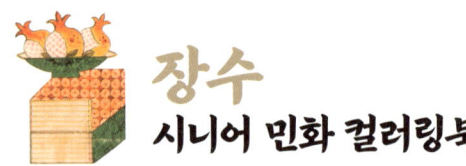
장수
시니어 민화 컬러링북

초판 1쇄 인쇄	2024년 3월 10일
초판 1쇄 발행	2024년 3월 15일
펴낸이	윤정섭
엮은이	양명진
편낸곳	도서출판 윤미디어
주소	서울시 중랑구 중랑역로 224(묵동)
전화	02)972-1474
팩스	02)979-7605
등록번호	제5-383호(1993. 9. 21)
전자우편	yunmedia93@naver.com

ISBN 978-89-6409-147-0 (13650)

✽책값은 뒤표지에 있습니다.
✽잘못된 책은 바꾸어 드립니다.